圖解 更年期小百科

図解更年期クリニック

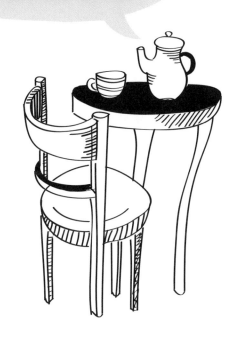

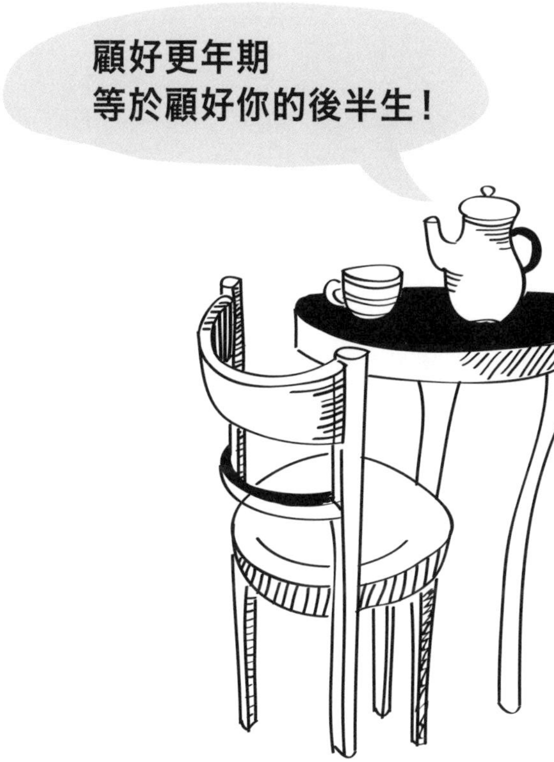

中村理英子／著
沈永嘉／譯

世茂出版

推薦序

歡欣迎接快樂的「更年期」

宏恩醫院家庭醫學科主任　譚健民醫師

根據流行病學探討，女性「更年期」通常在四十至五十歲之間出現，而「停經年齡」約在五十一歲左右，也就是說一般婦女約有三分之一的歲月是要在無月經期中度過的。

此外，有些人在更年期中衍生的「更年期症候群」會持續一段很長的時間，此時月經不僅會比較紊亂，在身心上更出現各種程度不一的症狀及表徵，再者更年期不僅只是代表「青春美麗」的流逝，身體的健康也會日漸凋零。根據病理生理學的研究，得知更年期的主要導致原因是由於卵巢功能逐漸衰退，此時女性不僅不再有排卵作用，卵巢本身週期性分泌女性荷爾蒙（其中主要是雌激素以及黃體素）的機能，也逐漸下降甚至消失，最後則呈現「停經」的生理現象。

臨床上，在女性更年期間，可能會帶給女性同胞某些生理或心理的症狀及表徵，在以往女性較為封閉的時代裡，絕大部分存有「更年期症候群」的女性，通常不願意向醫師來陳述，甚至往往被自己或其主治醫師忽略掉，而被當作是一種情緒上或心理上的障礙，此類更年期婦女也不乏有「無疾而終」的過了這一生的感覺。事實上，在過去的三、四十年以來，臨床醫師一直在重視著更年期女性的特殊症狀及表徵，也間接的使得女性在其停經期後，能再有快樂的「第二春」。

在臨床上，典型的「更年期」症狀及表徵，首先最常見的是熱潮紅，主要是由於血管本身擴張所衍生的表徵，此階段的婦女，尤其是在「午夜夢迴、夜闌人靜」時，首先會在胸口處散發出一種「刺熱」的感覺，並由前胸輻射至頸部以及顏面，在幾分鐘後則出現全身「冒虛汗」的症狀，這一系列的徵狀群會持續數分鐘，但一旦「熱潮紅」過後，體溫反而會下降，個體本身則出現「畏寒」的現象。

其他較為常見的更年期症狀及表徵，包括心悸（感到自己的心臟蹦蹦的在跳）、盜汗（尤其在有熱潮紅期間）、頭痛、頭暈、陰道乾燥、頻尿及餘尿感，甚至情緒不穩定（焦慮、緊張、易怒、猜忌心加重），而這些症候群，都能在接受「女性荷爾蒙補充療法」之下，得到戲劇性的改善及緩解。

事實上，有更年期症狀的女性畢竟是少數，但對於一些症狀較為嚴重的更年期婦女，則必須建議她們接受治療。而女性本身更必須要明白「更年期」是女性生命過程中必經的一個自然階段，而不是一種「病態」的前兆。

在婦女更年期屆臨時，由於「雌性荷爾蒙」正在逐漸的減少，同時鈣質加速流失，因此更年期婦女本身的骨骼容易變得疏鬆脆弱，並容易衍生「骨質疏鬆症」。

此外，在流行病的統計上，更發現停經後的婦女，與同一年齡層的男性同樣易罹患心臟血管疾病，如高血壓、冠狀動脈硬化性心臟病（狹心症及心肌梗塞）以及中風，而某些女性罹患癌症，如子宮頸癌、乳癌以及卵巢癌的比率也較一般女性來得高。因此，要避免罹患上述的病症，正值「更年期」的婦女更應該在日常生活中，多注意本身均衡的飲食以及規律的生活，保持理想的體重，並避免過量攝取富含高脂肪（高三酸甘油脂以及高膽固醇）的食物，多攝取蔬菜水果以及富含鈣質的食品，如牛奶，以避免罹患「骨質疏鬆症」。

吸菸喝酒以及過量的咖啡，同樣會促進鈣質流失，應立即戒除，此外，養成運動習慣是最基本的養生保健之道，而步行、韻律操、游泳或慢跑，都是不錯的選擇。因為「運動」可以使骨質密度增加，並加強骨骼的承壓耐力，可說是好處多多。

事實上，很多屆臨更年期的婦女精力仍舊旺盛，不僅在精神上，在工作上更保有積極的心態。因此，此時讓身體狀況維持在最佳的狀態是很重要的。

總而言之，「更年期」只是女性人生中的一個過渡期，而「停經」僅是意味著婦女停止生育，並非表示喪失當「女人」的權利。因此，在「更年期」之後，女性同胞必須學習如何保養及保健自己的身體，使自己不但可以活得久，還要活得健康。而更年期及之後歲月的保健，在這個高齡的年代裡，也就愈顯得重要了。

事實上，有很多女性在面臨「更年期」後，才真正發揮所長，或培養新的興趣。所以，更年期婦女更應保持自信，並以樂觀、歡喜的心情來迎接快樂的「更年期」。

本書作者很用心及細心地由女性「更年期」的成因，再抽絲剝繭，導入「更年期」女性所衍生的身心變化，以及相關疾病的保養保健，並做有系統的分析與介紹，使得女性同胞不再視「更年期」為生命衰退的起點。

因此，在女性人生必經的自然生命階段中，本書做為一本女性保健工具書，非常值得推薦給女性本身或醫療提供者。

自序

更年期是人生的「更新期」

中村醫院婦產科醫師・院長　中村　理英子

聽到「更年期」，你的腦子裡會浮現什麼印象呢？

是否會覺得心情很鬱悶？或者在腦子裡會浮現身體發熱、臉部潮紅、憂鬱等更年期障礙的症狀，而唯恐避之不及。

的確，有不少人在邁入這段時期後，遭遇到從未有過的痛苦症狀，什麼事都感到煩惱，身體狀況每況愈下。

可是，更年期是身為女性都難以倖免的時期。更年期的身體狀況，是卵巢荷爾蒙的減少以及年齡增長，或多或少所產生的變化，是很自然的現象。老一輩的女性都會對晚輩說，確實有過這種遭遇，不過只要過了這段時期，一切又恢復正常了。

所以，我個人覺得應該客觀理解更年期身體所產生的變化，準備好對應的策略，以從容不迫的心態來面對，不是更重要嗎？不少時候，只要了解當時身體會發生什麼症狀，就能夠以各種對策加以對應。

更年期相當於人生後半期的入口，是癌症的好發期，同時也是容易引起高血壓或高脂血症、骨質疏鬆症的時期。何不好好掌握這時期，確實檢討全身的健康，重新評估生活。

更年期的「更」，原本是有「轉變」的意味，因此，不妨當作這時期就是迎接更充實的自己，屬於高齡期必經的「更新期」，以積極心態調整身體狀況的時期。

如何以積極的態度度過更年期？本書歸納整理出各種更年期所需要的醫學知識和生活方式。但願能對各位讀者有所裨益。

目錄

第2章 更年期特有症狀和對策

第3章 更年期障礙請這樣治療

荷爾蒙補充療法

第4章 更年期常見疾病的預防和治療

第5章 健康快樂安排更年期之後的生活

第1章

為什麼更年期身體狀況會變差？

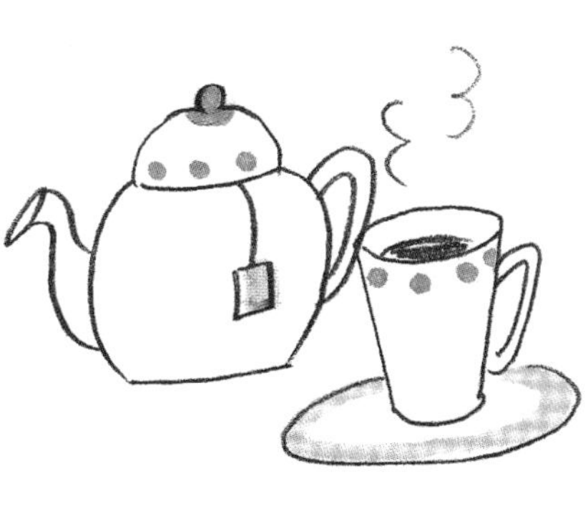

更年期是從什麼時候開始？

卵巢機能是從三十五歲左右開始降低

更年期到底是從什麼時候開始，又會持續到什麼時候？我們對更年期的認識太過茫然，而且令人意外的是，一般人居然都沒有正確的資訊。

女性的一生，可說是始終受到卵巢的影響。而卵巢功能是以三十五歲左右為巔峰，之後便急遽降低。這時培育卵子的卵泡重量和數目大為減少，雌性荷爾蒙的分泌大幅下降，不久便會迎接停經。

根據定義，所謂更年期就是「從性的成熟狀態，到性功能完全萎縮的期間」。但是，更年期並沒有一個明確的年齡界定，這還是要看個人的卵巢狀況而定，所以縱然身心均處於女性的盛年期，但是卵巢的成熟期一旦過了巔峰，那麼更年期就確實開始了。

四〇歲，更年期拉警報

再說，更年期從幾歲開始呢？

一般認定的更年期，包含停經的前後，大約會持續十～十五年左右。日本人平均的停經年齡大約是五〇・五歲，由此逆算，可說更年期的平均年齡是四〇歲～五十六歲左右。

但是，停經年齡有很大的個人差異，因此有人不到四〇歲就出現更年期現象，有人是過了五〇歲才開始，這都不足為奇。

最近，未滿四十三歲就出現早發停經現象的人有增加的傾向，甚至有人在三〇歲時就出現更年期的症狀。

根據推測，此現象的背景包括了不規律的生活，晝夜顛倒，飲食生活的變化，壓力以及種種環境因素等。

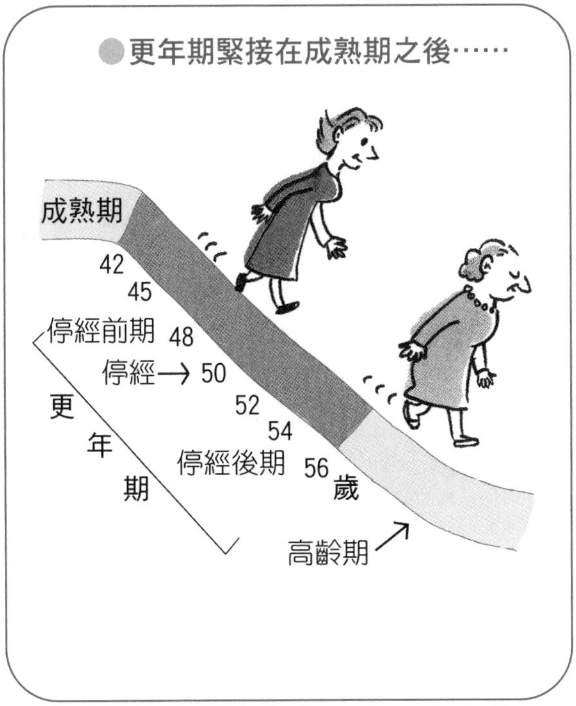
●更年期緊接在成熟期之後……
成熟期
42
45
停經前期 48
停經→ 50
52
54
停經後期 56
歲
更
年
期
高齡期

另一方面，一般認定初經年齡的早晚與停經並無關係。而且，有子宮肌瘤的人有停經較晚的傾向。

但不變的定律是，不論早或晚，每個女性都會經過更年期。此時期出現某種症狀，是很自然的一個過程。

可是，只要有所準備，突然到訪的痛苦症狀，其中大半都能設法解決，順利過關。

不過要小心的是，從這時期開始，因雌性荷爾蒙的欠缺，以致容易引起高血壓、高血脂症和骨質疏鬆症等全身性病變。既然會進入更年期，就更有必要進行全身健康檢查。而且，以高齡期為目標，設計好今後的健康計畫更為重要。

女性荷爾蒙減少與身體的變化

月經形成的機制和荷爾蒙的功能

卵巢功能一旦降低，女性的身體會起什麼變化呢？有條捷徑可探知各種訊息，就是了解與卵巢息息相關的月經機制。

月經的週期，是透過以下過程做協調，即卵巢、間腦的下視丘，及下視丘下的腦下垂體相互聯繫，與荷爾蒙去做調整。

①卵泡期

下視丘會分泌促性腺釋素（GnＲＨ），腦下垂體受到刺激會分泌卵泡刺激素（ＦＳＨ），透過血液來到卵巢，刺激濾泡成長。濾泡在成長過程會分泌動情素（卵泡荷爾蒙）。雌性荷爾蒙的功能，是能夠增殖子宮內膜，使受精卵容易著床，還能促進子宮內膜黏液分泌，使精子容易進入子宮。

②排卵期

一旦血液中的動情素增加，這個訊息會立刻送到下視丘，身體自動分泌促性腺釋素，刺激腦下垂體。而腦下垂體則會分泌替代卵泡刺激素的黃體成長激素（ＬＨ）。黃體成長激素會刺激卵巢中的成熟卵泡，促進排卵。經過排卵，往腹腔移動的卵子進入輸卵管，等待適當時機和精子受精。

③黃體期

排卵後的卵泡，因組織變化而變成黃色，稱為

●月經的機制和荷爾蒙的功能

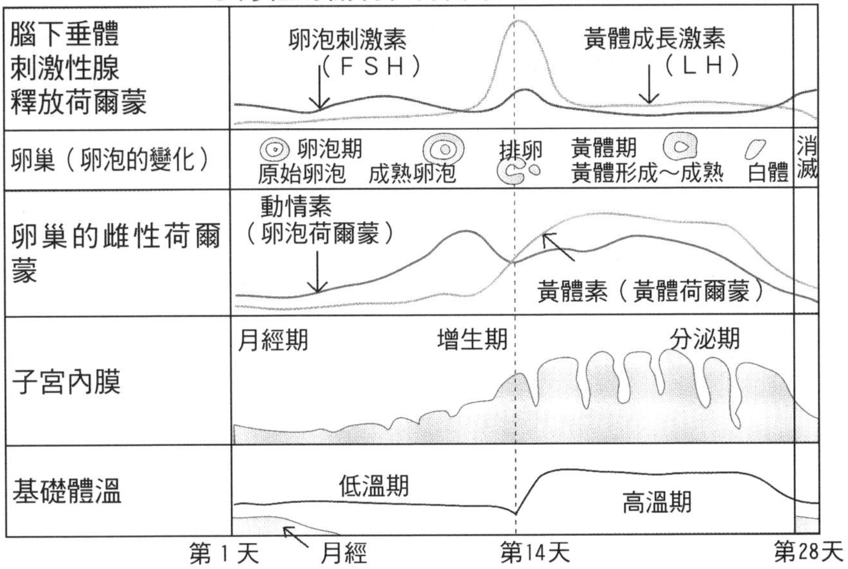

黃體。黃體會分泌黃體素和動情素，一方面抑制子宮收縮，另一方面調整子宮的環境，使受精卵容易培育，同時促使子宮內膜走向分泌期。另外還會刺激中樞，引起體溫上升，因此，女性可以藉由基礎體溫，判斷自己是否排卵。

④月經期

排卵後，如果沒有受精，黃體就會萎縮。而「沒有受精的訊息」，會從下視丘傳給腦下垂體和卵巢，使黃體素終止分泌。結果子宮內膜剝離，連同血液一起排出體外，就是月經。經期一開始，下視丘就會收到情報，於是從腦下垂體開始分泌卵泡刺激素以利排卵，這一系列的過程大約二十八天，之後便呈週期性反覆進行，直到停經。

卵巢衰退造成月經週期失調

更年期的卵巢功能降低，會出現什麼現象呢？

在卵巢方面，卵泡數減少，而且卵巢荷爾蒙

（包含雌性荷爾蒙和黃體素）的量也會減少。卵巢荷爾蒙減少的訊息傳到下視丘後，腦下垂體會下達命令，大量分泌卵泡刺激荷爾蒙。結果，卵泡在卵巢中受到刺激，而提早排卵。接下來，因為黃體素降低，使黃體期縮短，最終造成月經週期縮短（月經過多）。

●和女性關係密切的荷爾蒙

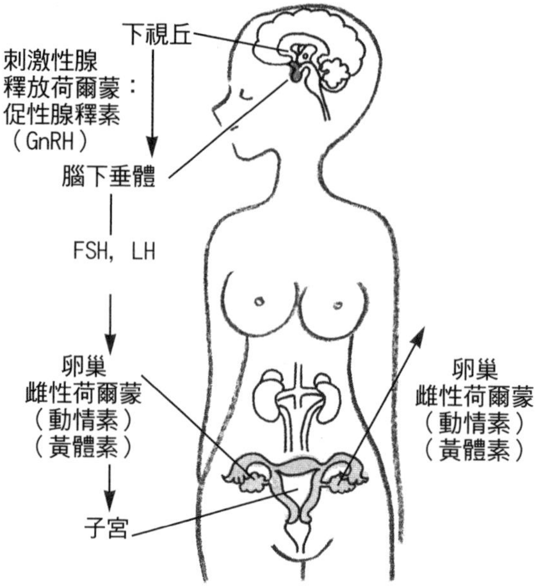

另一方面，卵泡的發育漸漸不佳，引起無排卵的月經，甚至出現只有機能出血的狀態。

僅管腦下垂體的卵泡刺激素和黃體成長激素持續分泌，但仍然改善不了卵泡的作用，不久卵泡的發育會需要更多時間，最後導致月經的間隔越來越長（月經過少）。

由於卵泡數減少，縱然卵巢持續受到刺激，但卵泡卻不起反應，而且更不容易成熟。此情況下不容易引起月經，這種情況會一直持續到停經。

雌性荷爾蒙減少

雌性荷爾蒙最重要的任務，就是在女性的體內產生月經到懷孕、生產的機制；另外也扮演保持各種平衡的角色。雌性荷爾蒙一旦急遽減少，身體各部位就開始調整各種功能，以應對雌性荷爾蒙的減少。若能順利進行調整，就不會產生不適症狀；但調整要是趕不上，就會產生如戒斷症候群的不適症狀。包括突然的體溫上升或熱潮紅，冒虛汗等。

雌性荷爾蒙急遽減少時，為什麼就會出現這些症狀呢？

●雌性荷爾蒙的作用

性腺	促進性器官的發育、增加排卵、增生子宮內膜、準備懷孕的環境、防止陰道萎縮，促進黏液分泌、分泌子宮頸黏液，可防止感染，使精子容易進入
乳房	促進乳房發育
皮膚	防止乾燥和萎縮，保持彈性、促進毛髮發育抑制皮下脂肪組織的產生
骨骼	預防骨質疏鬆症
脂肪	增加好的膽固醇ＨＤＬ、減少壞的膽固醇ＬＤＬ
中樞神經系統	抑制血管運動神經系統的症狀、抑制性腺刺激荷爾蒙的分泌、促進乳房分泌荷爾蒙的分泌
腦	使心情開朗、維持記憶力

有一種假設是說，雌性荷爾蒙一旦減少，一種稱為兒茶酚的物質作用就會升高。兒茶酚的功能，是作用於自律神經，可收縮或擴張末梢血管，或者協調體溫中樞。在兒茶酚的作用之下，才會引起高燒、熱潮紅以及盜汗的症狀。

大腦中樞的變化影響自律神經

姑且不論這個假設，但只要雌性荷爾蒙突然減少，腦部的下視丘會得到相對應的訊息，接著緊急採取應變策略。結果，為了大量分泌卵泡刺激素，會先分泌刺激性腺釋放荷爾蒙。

此時，下視丘的震撼狀態會持續，最終使自律神經引起失調。

自律神經是無法以自己意志支配的神經系統，主要功能是維持呼吸、循環、消化、代謝、排泄、體溫調節等生命活動。和內分泌系統以及免疫系統也有密切關聯，面對環境變化或心理壓力時，能保持身體平衡。

自律神經有這麼多功能，萬一失去平衡，那麼身心兩面都會引起種種變調的現象。

有報告指出，在更年期所引起85％的症狀，都是因為自律神經失調所引起的。

但事實上，這許許多多的症狀，等到身體習慣雌性荷爾蒙降低的狀態，不久後，就自然而然能穩定下來。

有病例顯示，口服補充雌性荷爾蒙可緩和症狀。

更年期的心理變化

更年期時常會引起焦慮或不安等心理症狀，這些症狀都是此時期身體狀況失調所引起。而社會環境或個性等因素，也會使所引起的症狀更加惡化。

同時有一假說，雌性荷爾蒙的減少會提高兒茶酚的作用，進而影響控制情感的中樞。

只是會引起心理症狀的原因，不只有更年期雌性荷爾蒙減少的緣故，還有精神科系統的疾病，所以鑑別診斷絕對不可或缺。

陰道、泌尿道的症狀

前面所說的症狀，大多在更年期結束後就能自然痊癒。可是，隨著雌性荷爾蒙嚴重減少，也會出現難以復原的症狀。

在卵巢的成熟期，很多部位，包括陰道黏膜或泌尿道、皮膚等，都是因雌性荷爾蒙而保持健康。但是，雌性荷爾蒙一旦低於正常量，就會漸漸出現萎縮性陰道炎或尿失禁、皮膚搔癢等症狀。

而這些症狀在更年期以後，尤其是停經後，一定會發生，事先建立正確觀念，就能及早做好防範對策。

●雌性荷爾蒙減少所引起的症狀

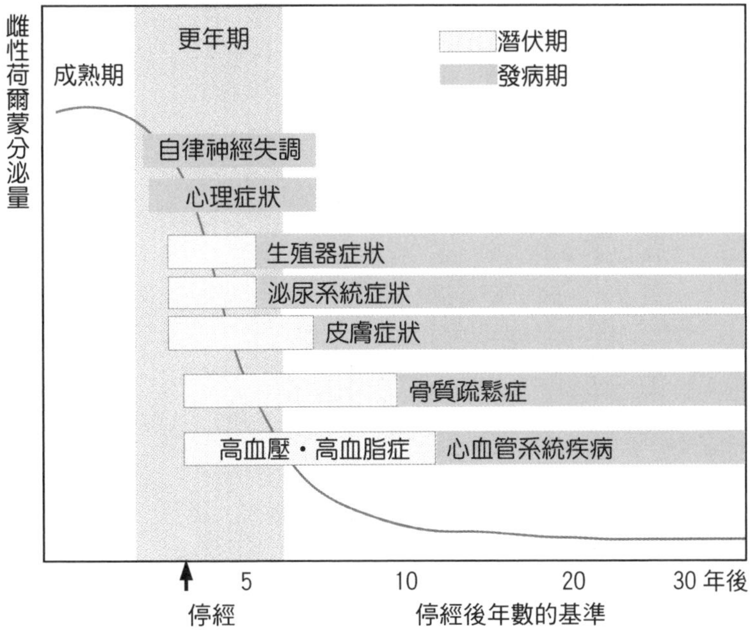

停經是疾病的危險因子

雌性荷爾蒙和骨骼的新陳代謝與膽固醇的代謝有關。若雌性荷爾蒙的分泌減少，往往會在二十年的長時間中，使得骨質疏鬆症或高血脂症惡化。

有不少病例顯示，更年期初期就已出現徵兆。停經被認為是骨質疏鬆症或高血脂症的危險因子之一。所以年過四〇歲，至少一年要接受一次健康檢查，把握全身狀況，才能事先預防各種疾病。

更年期和更年期障礙不可混淆

觀察可能出現的更年期症狀

前文已列舉出更年期可能出現的症狀。面對如此眾多的症狀，你是否備感憂心呢？

可是，更年期可能會出現的症狀，並不是所有女性都會經驗。我在此要告訴各位，事實上這些症狀都是女性荷爾蒙減少所引起的。

只要事先了解會在什麼時候出現，以及容易出現什麼症狀，那麼症狀實際出現時，就能夠冷靜應對。

更年期症狀和更年期障礙不同

更年期任何女性都無法倖免，但千萬別和更年期障礙混為一談。

到了更年期就很容易出現特有的症狀，但如果說這一切都是更年期障礙，我個人認為未必盡然。

我想不妨解釋為，更年期的症狀嚴重到影響日常生活的程度，才能稱為更年期障礙。

根據資料顯示，每二人有一人會因更年期障礙而前往醫院。可是，這只是自覺需要診察或治療的病人數。

根據調查，感覺還不至於要到醫院一趟，但總覺得有某種症狀，每十人當中就有九人。詢問六〇歲的女性，發現很多人都是這麼說：「確實有過一些症狀，可能就是更年期障礙。」可是不曾自覺有更年期症狀，而平順度過這一時期的人也很多。

●不要預期更年期是痛苦的

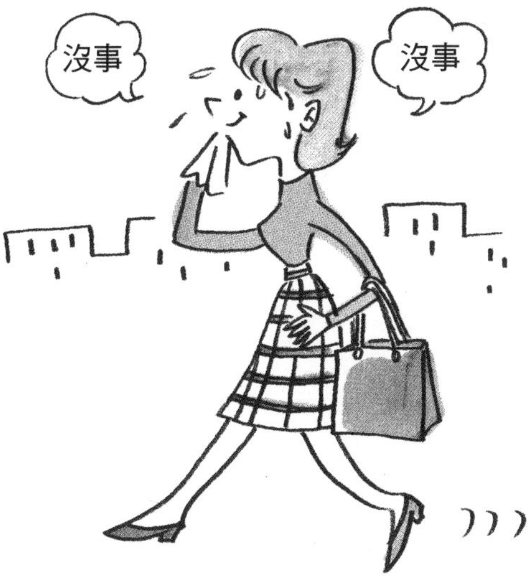

積極的心態

有人到更年期就顯得很沮喪，認為人生已到夕陽，即將迎接停經，不再是女人，但事實上並非這回事。

更年期是一段移行期，是指從可能懷孕的時期，轉變到不再懷孕的時期。雖然已經沒有生殖能力，但其他和過去並無二致。我們總是說，男性在四〇～五〇歲之間是工作的全盛期，而女性在此時期，也可說是女人一枝花的全盛期。在性方面不必再擔心懷孕，終於可以盡情享受性的樂趣。

由此可見，若你以負面印象迎接更年期，比起正面解釋，你更容易感覺更年期症狀的痛苦難耐。

當然，你沒必要忍受痛苦的症狀，應該以積極的態度面對人生，並在有身體不適的時候去醫院治療，減輕身體負擔，才是對應之道。

更年期障礙會因人而異

症狀的出現因人而異

更年期症狀的出現和強度因人而異。由此看來，更年期障礙的症狀，有人容易感覺到，也有人不容易感覺到。

為什麼會有這樣的現象呢？原來更年期症狀出現的主要原因，不僅僅是女性荷爾蒙的減少，還包括全身性老化的程度、性格等生理和心理的因素，以及在此時期容易發生的種種環境因素。

因年齡的變化也會受影響

更年期症狀的直接原因，是卵巢機能的降低以及女性荷爾蒙的減少。其實，在此時期因年齡增長，身體各處功能本就會逐漸降低。

此現象的出現個人差異非常大。再說，對變化的適應力本就因人而異。例如月經時的難受、懷孕時的害喜程度，或生產時的輕度、重度都有個人差異，更年期障礙也是這樣。

可是，若說月經或懷孕、生產時症狀的輕重，是和更年期障礙有關係，則未必盡然。甚至初經的時間、懷孕、生產，或墮胎的次數，這些都與更年期障礙毫無關係。

會出現更年期障礙，都是因為自律神經平衡紊亂。本來就有自律神經失調症，或月經不順的人，

更年期症狀因人而異

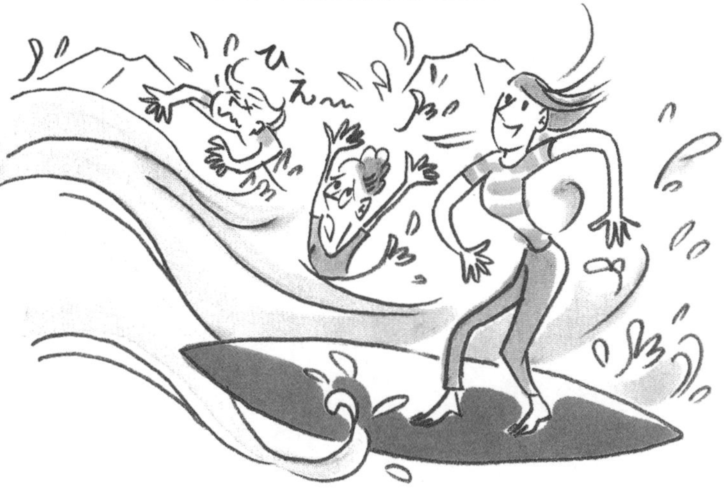

有人可以輕鬆度過，有人則淹沒在風浪中……

似乎更容易出現更年期症狀。遇到日常生活不規律、飲食生活紊亂、過度疲勞或睡眠不足，都會影響症狀的程度。

性格和想法會影響症狀的發生

一般而言，容易有壓力感、神經質、信奉完美主義不斷要求自己，這些人比較有嚴重症狀的傾向。至於對更年期抱持負面印象的人，似乎也會感覺更年期症狀是很痛苦的。

也有人說，更年期障礙完全要看一個人的心態而定，有許多人都輕鬆度過這一時期。

的確，有相當多的症狀，只要以積極態度，盡可能別在意，即可緩和痛苦。承受壓力是在所難免，但只要技巧地放鬆心情，體況失調就不會是多麼痛苦的事。

可是，也有不少症狀，是無論態度多麼積極、在心理上也盡可能不介意，但卻還是無法減輕痛

影響更年期障礙的三大因素

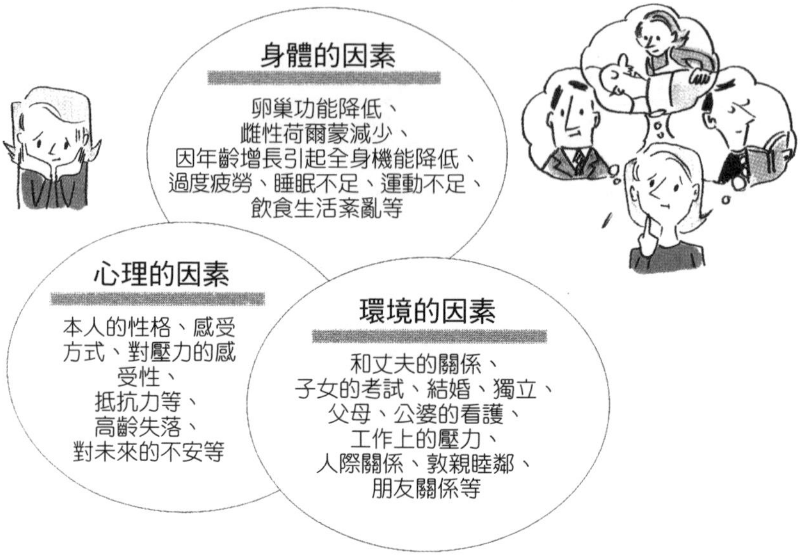

苦。

過去人們對更年期障礙有一種偏見，認為那是無所事事者的奢侈病，或者說是神經衰弱、被害者意識強烈的人才容易出現的障礙。

但事實上，更年期障礙根本不是那麼單純。

就算告訴自己要以積極態度面對，輕鬆度過，可是有很多症狀確實讓人苦不堪言。這絕非不曾經驗者所能體會。更年期症狀雖是女性自然的生理現象，但症狀卻有非常大的個人差異。

有人說只要每日埋首於家事或公事，就不會出現更年期障礙，那也是未必。若你過於勤快而不斷累積疲勞，最後就會成為壓垮駱駝的最後一根稻草，以前可以忍耐的症狀也變得再也無法忍耐。

比如說有人從不休假的做家事或上班，某日卻突然覺得頭暈目眩，嚴重時甚至要停止手邊工作，或躺在床上休息。許多病例顯示，若一個人的體況不穩定時，會在工作中顯得心焦氣急，或心情鬱悶，而出現心理症狀。

雖然已盡力排除心理因素，可是也不必把更年期障礙完全歸咎於自己的性格，不斷的要求、逼迫自己。

環境影響錯綜複雜

在更年期這個階段，會有種種自己無法解決的問題在此時爆發。

具代表性的問題，包括和丈夫、婆家娘家的關係，擔心子女的考試或就業等。

上班族的女性，若是恰好在這段時期開始擔任主管，則必須承受強大壓力。工作上的人際關係往往會帶來莫大壓力。

至於家庭主婦，則是專心一意於子女和家事，但隨著子女的獨立或結婚而出現空虛感，這叫做「空巢症候群」，也是從更年期以來容易發生的心理症狀之一。

在大腦感受到的心理狀態，會傳給下視丘的情緒中樞，因而影響自律神經和荷爾蒙的中樞。因此，心理壓力和身體失調，會互相產生重大影響。

身心兩面的更年期症狀，有不少都無法單靠藥物發揮作用。有許多人需要改用心理諮詢或精神科的治療，以解開複雜的壓力情結。

如何知道更年期是否來臨？

月經週期的重大改變

出現怎樣的症狀，才知道自己已經進入更年期呢？

一般而言，進入四〇歲後半，月經間隔拉長，很多人才感覺快到更年期。

可是，卵巢機能降低之後，有不少人是先出現月經過多的症狀（如22頁）。月經週期二十八日的人，有時會縮短為二十一～二十四日。超過一個月的人，則減短為二十七～二十八日。只是在此階段，很少有人警覺已到更年期。不少人因意料之外的出血而慌張不知所措，有人誤以為月經間隔縮短是變年輕，殊不知這正是卵巢機能降低的前兆。不久，月經的持續日數縮短，以及長期持續少量出血等，出現種種的月經不順。有人月經量減少，反之也有人大幅增量。有時則會出現各種不同症狀，經由這樣的過程，月經的間隔便拉遠，最後迎接停經。

從更年期開始到停經的期間，大部分是二～三年，不過也有接近十年的，或一年左右的人。一般而言，四五歲以上的女性，若有一年以上沒有月經的話，即可判斷是迎接停經。

另外，遇到月經不順，而且長時間持續少量出血等不正常出血的情況，有時可能隱藏疾病。反之，若月經久久不來，就要懷疑是否懷孕。為慎重起見，須到婦產科診察。

熱潮紅或頭暈

平常月經就不順的人，不容易藉由月經週期來判斷更年期。

四〇歲左右，無原因的出現熱潮紅、頭暈，或滿頭大汗等更年期特有的症狀時，即可判斷是進入更年期。

出現頭暈或心悸等症狀，在不知是更年期的情況下前往耳鼻喉科或內科受診，往往會被診斷為無異常。

在健康檢查中，經由醫師診斷為高血脂症或高血壓時，女性就要有更年期的準備。因為體內的膽固醇在雌性荷爾蒙減少時會升高，而血壓會因雌性荷爾蒙急遽減少而出現不穩定。膽固醇值要是放任不管就會偏高，但很多人的血壓只要更年期一過就會穩定下來。

無論如何，只要女性出現這些症狀，而且在四〇歲左右時，不妨認定自己已到了更年期。

●這樣的症狀或許是更年期

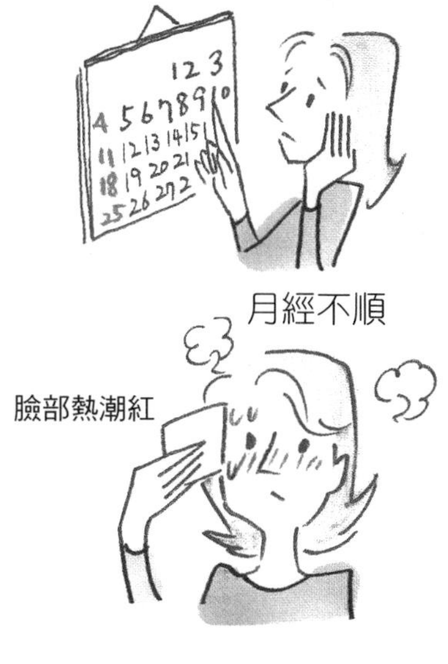

身體發熱，滿頭大汗，真是苦不堪言

好像有更年期症狀，該找哪一科醫師？

頭痛醫頭、腳痛醫腳

人到了更年期常會發生各種症狀。身體熱潮紅或頭暈等症狀雖不是很嚴重，但在較早時期也會出現目眩、心悸、頭痛等症狀。這時不知道是更年期障礙，而前往耳鼻喉科或內科，甚至神經內科等接受診察，但檢查結果卻一切正常。

有時病人會出現「非特異性主訴」，每天出現不同的症狀。於是到各科找醫師診療，但始終診斷不出疾病，當事者大感難受，但遍尋名醫仍查不出毛病所在，因而誤認為一切正常。

婦產科家庭醫師

在四〇歲左右出現很令人擔憂的症狀，而且原因不明時，建議必須接受婦產科的診察。

近來已有不少醫院特設更年期門診，以及中老年女性健康門診等專門門診。所以準備到婦產科醫院或診所時，可事先以電話告知「為了更年期來諮詢」，或是找以前的婦產科醫師就診。

女性從初經來臨，或在懷孕時，應有固定的婦產科醫師，這麼一來，出現令人擔憂的問題隨時能有專家協助。

更年期的身體，往往會受到種種影響。家庭醫師可多方考慮患者的體質或心理等，或平常生活面的種種跡象，做統合而進行有效的治療。

到婦產科的定期健診

過了四〇歲，月經開始出現不順的情況，就是生理性的變化，如果沒有感覺到其他的症狀，就沒有治療的必要。

只是，此時期容易併發子宮癌、卵巢癌或乳癌。年過三十五歲，最慢四〇歲前，勸妳要接受定期的健康檢查。

若你在年輕時，就會月經不順，或有嚴重的經痛症狀，就難以否定可能隱藏著子宮肌瘤或甲狀腺機能的異常。為了慎重起見，務必接受婦產科的診察。

同時，無論在哪一個階段，如果月經持續十日以上，或除了月經或排卵日前後以外的出血，或無法區別月經或不正常出血時，務必到婦產科檢查，才能讓人安心。選擇正在出血的那個時段去診察也可以。總之，盡快接受診察是最重要的。

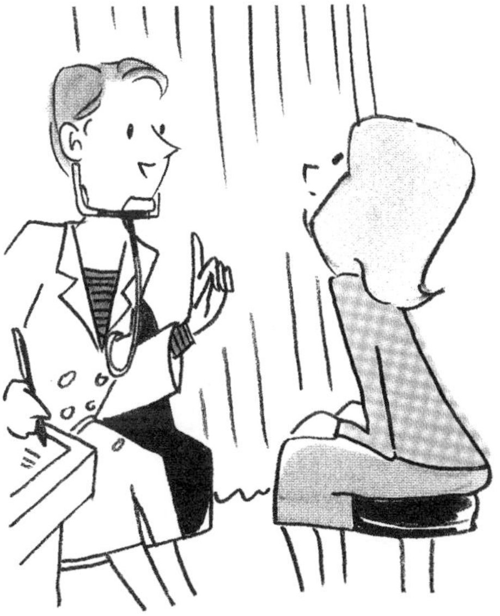

要找專門的更年期醫師諮商

更年期障礙的診察和檢查

問診和內診

在婦產科的診察上，會像下頁圖般進行問診、內診、血液檢查，這和疾病的鑑別有差異，主要在於判斷「是否為更年期障礙呢？」「有沒有其他疾病呢？」經驗豐富的婦產科醫生只要做過問診和內診，即可大致做診斷。服裝要穿容易穿脫的內衣褲，或容易往上拉的裙子。

若有基礎體溫表、最近一年以內做過健康檢查等資料，可帶給醫生當作參考。

●問診

首先告訴醫生有什麼症狀，以及月經狀態。醫生會問你以前有什麼疾病、現在的疾病、服用中的藥物、家族的病歷等。由於患者對於醫生所問的問題往往會突然答不出來，所以到醫院之前可以先做事前的簡單備忘錄。關於這一點，各位可參考第38頁。

有的醫療機構會讓患者在待診時間填寫問診表、核對更年期症狀、簡單的心理測驗等。這些回答要依事實坦誠填寫，尤其是心理測驗不必考慮太多，以直覺回答即可。

有時醫生會問到職業、飲食、運動習慣或最近困擾的事等等。

●內診

透過內診可看出是否快接近停經。同時為了檢查是否有萎縮性陰道炎、子宮肌瘤、或調查卵巢的狀態，內診是不可或缺的要項。有時，會使用超音波從陰道觀察子宮或卵巢的狀況。有時為了檢查子宮癌，會進行子宮內膜檢查。

●更年期障礙的診斷流程

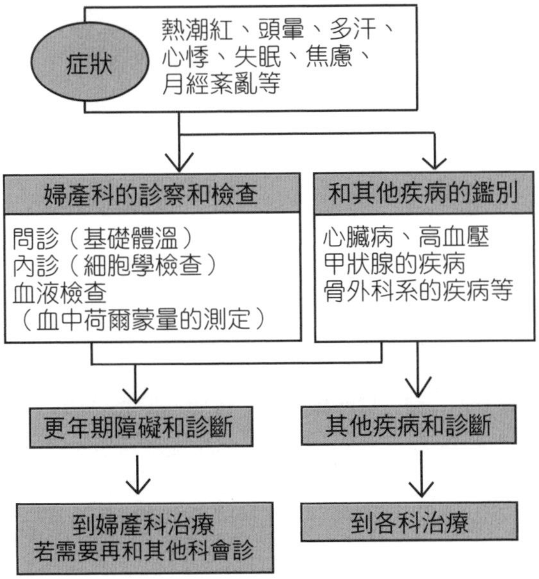

檢查荷爾蒙狀態

●血液檢查（內分泌檢查）

如果血中雌性荷爾蒙減少，卵泡刺激素卻增加，則可判斷卵巢機能降低。如果雌性荷爾蒙值（雌二醇 estradiol）約五十微克／毫升以下，動情素（ＦＳＨ）約三十微克單位／毫升以上，則可斷定已經停經。

有的醫療機構會同時進行一般性的血液檢查，調查有否高血脂症或肝機能障礙、貧血等。

另外，如果已經停經，而且更年期症狀很難受，醫生會讓患者服用少量的女性荷爾蒙藥，並繼續觀察狀況。這稱為診斷性治療，服用荷爾蒙藥後，若症狀有所改善，即可判斷為更年期所引起的症狀。

看更年期醫師前的自我準備

（請影印重覆使用）

出生年月日	（　　　年　　月　　日）
初經時間	
生產年月日	
流產、墮胎的次數	
過去正常月經週期	持續日數（　　日）月經量　多　普通　少
最近的月經	持續日數（　　年　　月　　日～　　月　　日） 月經量　　多　　普通　　少
到目前為止得過的疾病	
現在正患有的疾病	
服用中的藥物・保健食品	
血親家族的疾病	
從什麼時候開始・出現怎樣的症狀	
現在令你的症狀是什麼呢？ 月經異常、不正常出血、熱潮紅、頭暈、多汗、手腳或腰冷寒、心悸、頻脈、 耳鳴、頭痛、頭重、失眠、不安、憂鬱、焦躁、肩痠痛、腰痛、水腫、 下肢靜脈曲張、麻木感、好像螞蟻在爬、搔癢、口渴、眼乾、食慾不振、 胃下垂、喉梗塞感、容易疲勞、疲累、頻尿、 尿失禁、性交疼痛、其他	

第2章

更年期特有症狀和對策

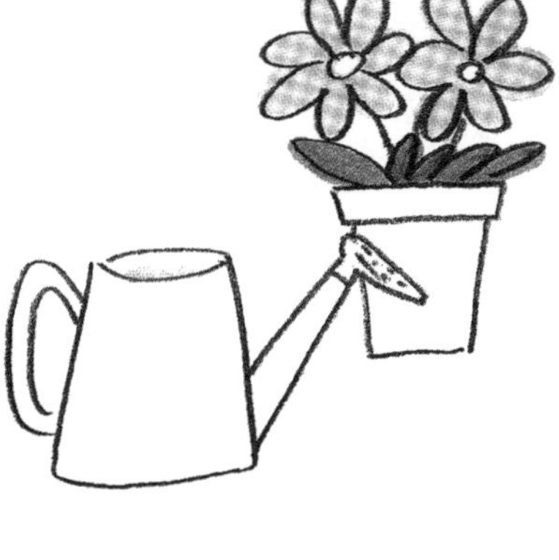

自律神經系統失調和非特異性主訴

因身心變調所引起的症狀

更年期症狀是多方面的。當雌性荷爾蒙突然減少，所影響的範圍除了性器官、皮膚、骨骼代謝等等，自律神經也會大受影響。這時和自律神經有關的每一個部位都有可能引起變調。

女性到此時期，迎接人生的轉捩點，心理可說是問題重重。心理和生理交雜出現許多問題，加上停經時期迫在眼前，可能有人因此而備感沮喪。

更年期症狀的一大特徵是，會因不同的日子、不同的時間而有不同的變化。所出現的症狀，程度上大不相同。很多時候，即使詳加檢查也找不出身體上的異常，但患者本人還是覺得身體不適，也就是說，機能上似乎有什麼異常。如此的情況被稱為非特異性主訴，在以前，就某些方面甚至被說成是「偷懶病」。

可是到了對更年期症狀有更深入研究的現在，我們已經瞭解，更年期症狀任何女性都躲避不了，一點也不足為奇。

藉此機會檢討全身疾病

本章將列舉令人擔心的更年期主要症狀。雖說這些症狀任何女性都可能罹患，但若我們能掌握症狀出現的時間，就能未雨綢繆，所以很值得作為參

在更年期令人擔心的症狀

心血管症狀	發熱、頭暈、盜汗、手足或腰冰冷、心悸、頻脈
心理與神經症狀	頭暈、耳鳴、頭痛、頭重、失眠、淺眠、不安、憂鬱、焦躁、容易興奮、無力、神經質、孤獨感、情緒不穩、記憶力減退、健忘
運動器官系統症狀	肩痠痛、腰痛、關節痛、背部痛、肌肉痛
皮膚、分泌系統	水腫、下肢靜脈曲張、黑斑、皺紋、溼疹、皮膚乾燥、口或喉乾燥、眼乾、舌痛症、唾液分泌異常
消化器系統症狀	食慾不振、胃下垂、便秘、腹瀉、腹痛、腹部膨脹感、腹部痛、喉梗塞感
泌尿器、生殖器系統症狀	頻尿、殘尿感、排尿痛、月經異常、性交痛、陰道乾燥感、性器下垂感、性欲低落、外陰搔癢症、性感缺乏症、冷感症
感覺神經症狀	麻木感、螞蟻爬感、搔癢感、感覺過敏、感覺鈍麻
其他	身體累、疲勞感、胸部壓迫感、站立性暈眩等

考。

更年期的症狀可說都有可能出現，而原因也不只是女性荷爾蒙的減少所致。有的是長期不良的生活習慣引起，也有的是受到年齡增長之下身體變化的影響。

進一步說，在更年期所見的症狀中，有不少症狀和其他疾病的徵兆相同。縱然妳的朋友中有人得了和妳一樣的症狀，而且顯然她是更年期引起的，但也不代表妳的症狀肯定也是更年期引起。

所以，不分青紅皂白，就把這時期的症狀，一律認定是更年期的症狀，那就危險了。

一旦出現令人不適的症狀，就必須趁早和婦產科或內科的家庭醫師商量。至於從更年期開始要注意的疾病，可參考第4章。

熱潮紅 頭暈 盜汗

沒什麼徵兆，卻會頭暈、盜汗……

無特別徵兆，突然出現胸口發熱的症狀，可能是雌性荷爾蒙忽然減少所引起的更年期特有症狀，又稱為熱潮紅（Hot Flush）。

每個人的熱潮紅症狀不太一樣，有人會先從頸部四周開始，而後蔓延到臉部或手足、心跳快速。有時候還會突然盜汗，甚至嚴重到滿頭大汗，用手帕擦個不停。又有人一面熱潮紅，但腳踝、腳趾尖附近卻冰冷。

症狀出現的頻率不一，有時是數分鐘一次，有時是一日數次，或一週數次。

這大多會出現在更年期的前半，所以有不少人會以此症狀為徵兆。根據觀察，停經前後的六～七成女性，或多或少都會出現這樣的症狀。

症狀毫無預警的發生，所以在初始階段會特別無法穩定情緒。若是在外面突然感覺全身熱潮紅或滿頭大汗，往往會使自己更加緊張，反而無益熱潮紅現象，汗水更加流個不停。也有人是在夜裡盜汗而失眠。

荷爾蒙藥或中藥、維他命劑等有效

像這樣的症狀，一般認定是因自律神經紊亂，使皮膚四周的末梢血管收縮或擴張的運動神經發生短暫異常所引起。

而症狀本身大約在停經後就會漸漸收斂消失，所以不太需要擔心。

荷爾蒙補充療法很多病例顯示，一～四週期間即可好轉。有時中藥、自律神經調整藥、精神安定劑或維他命E也有效。

熱潮紅的對應法

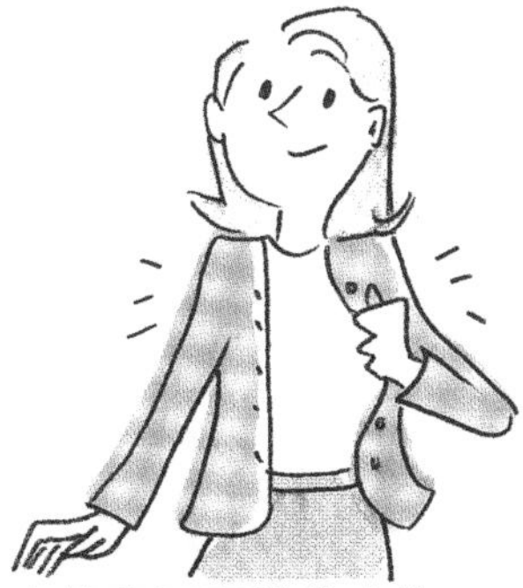

穿著容易穿脫的衣物

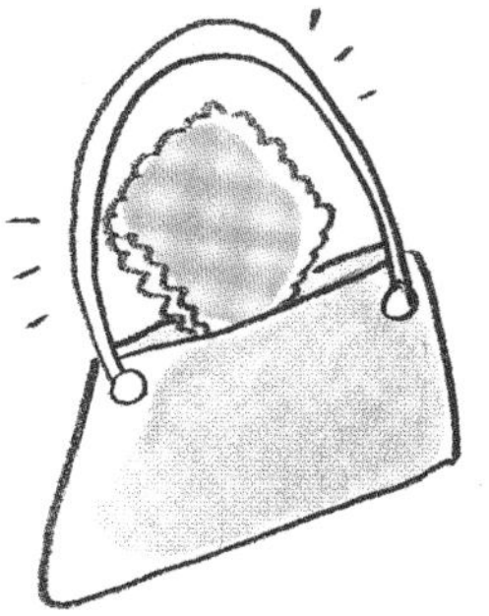

手提袋內準備毛巾料的手帕

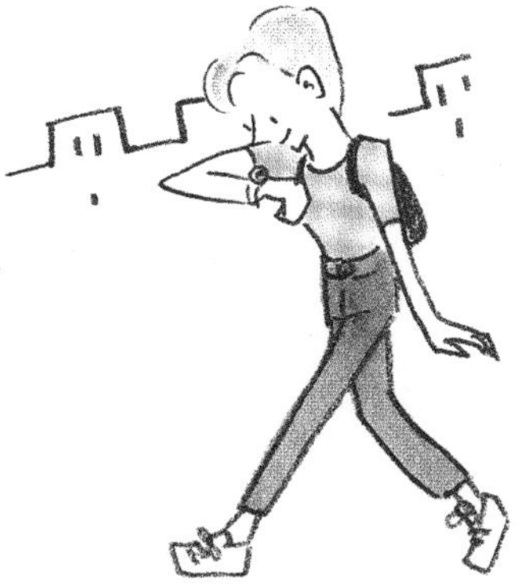

行動時間上須從容

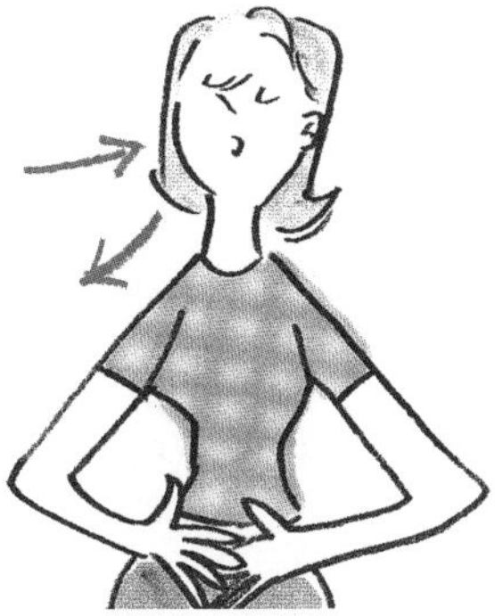

以腹式呼吸穩定心情

多做腹式呼吸，緩和交感神經

平常就有運動的人，會較少發生症狀。同時，開始出現症狀時，如果常做腹部運動，也能緩和交感神經，減輕症狀。

熱潮紅或頭暈在外表上的變化不大，別人大多也察覺不出。因此應準備容易穿脫的衣服、毛巾等，讓自己心態積極。

但這些症狀有時是高血壓或心臟系統、甲狀腺的疾病所引起。有疑慮時，務必到醫院檢查才能安心。

手腳冰冷畏寒

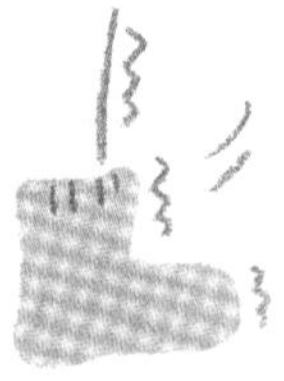

女性常見的手腳冰冷，到了更年期會更加惡化

有不少女性病訴，不是只在更年期才有手足或腰畏寒的症狀。而這些人到了更年期，症狀會更加嚴重。

同時，有人在之前不會畏寒，但邁入更年期後卻有畏寒感。也有人腳踝或腳趾冰冷，甚至夏天還穿著厚厚的襪子。有人到冬天用電被取暖，雙腳還是照樣冷冰冰。

另外顏面、頸部、肩或胸的附近熱潮紅、上半身流汗，但腳部卻冰冷，如此的「畏寒、頭暈」也是更年期多見的症狀。一方面血液循環平衡紊亂，使接近心臟的上半身血管有擴張傾向而熱潮紅，腳部的末梢血管卻收縮而冰冷。

按摩或沐浴、運動改善血液循環

像這樣的症狀，很多時候可使用中藥來改善，荷爾蒙補充療法也有效。有人是服用自律神經調節藥或維他命E等就好轉。至

畏寒的對應法

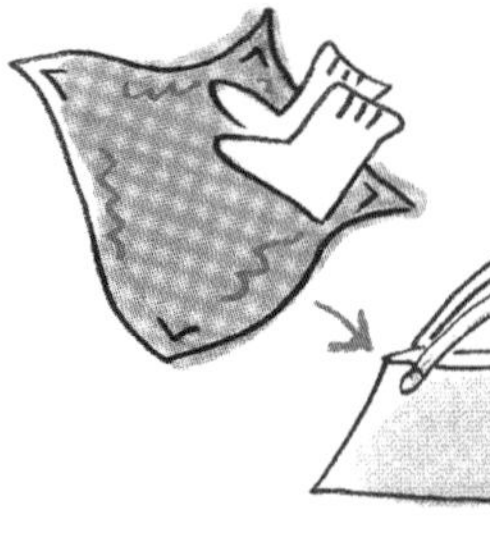

外出時穿襪子和戴圍巾

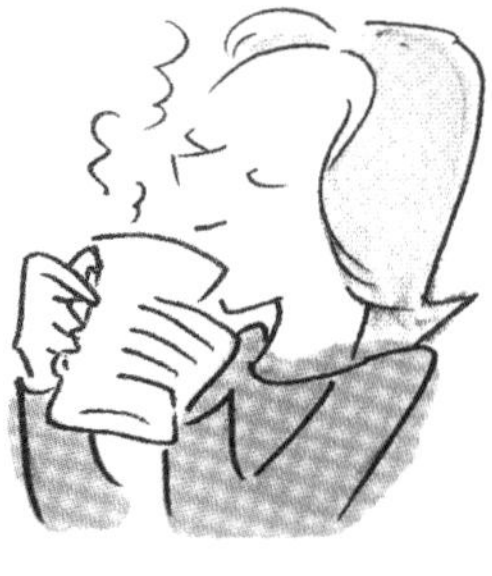

熱飲比冷飲好

於針灸、按摩、指壓、紅外線療法等，都可嘗試看看。

有人平常就習慣悠閒地在溫水中泡澡，沐浴後再做簡單的伸展操，結果全身就熱呼呼了。另外，手或腳交互泡在熱一點的水中，藉以鍛鍊自律神經也是不錯的方法。

持續進行快走或適度的運動，可改善全身的血液循環，緩和畏寒的症狀。

有時使用緊身的套裝或襯裙來縛住身體，會使血液循環惡化，進而引起畏寒症。姑且不論外出時的需要，只要一回到家，就要改穿不束縛身體的內衣，即可有效預防畏寒。

充分攝取蛋白質、鐵、綠黃色蔬菜

因減肥節食而造成營養不良，將會使全身有畏寒的傾向。這時充分攝取魚、肉、大豆乳製品等蛋白質，是很重要的。

有貧血傾向的人，必須補給海藻或綠黃色蔬菜、肝臟等的鐵質。

芝麻、杏仁、花生、綠黃色蔬菜、奇異果等蔬果的維他命E多，多攝取可改善血液循環。

此外，中醫認為韭菜、大蒜、蔥等蔬菜具有暖身作用。

所以在炎熱的季節，也應該攝取熱飲。或者多吃些煮過的蔬菜。

手腳畏寒嚴重，甚至肌膚變蒼白時，可能是罹患雷諾氏病的血液循環障礙病。

另外若甲狀腺機能低下或心臟病、貧血等，也會造成手腳或腰畏寒。症狀若是持續不減，最好盡快就醫接受檢查。

醫師信箱

如何應付夏天的畏寒症？

Q **身體雖然會突然熱潮紅頭暈，但又很怕冷氣，真是傷透腦筋。尤其是在辦公室或坐捷運時，手腳冰冷實在很難受。**

A 畏寒是更年期的主要症狀。所以在辦公室裡可利用長襪等來做防護，旅行時準備大的圍巾，也是很方便利用的物品。

有時很想喝冷飲，但改喝熱茶或熱湯等，即可暖和起來。

夏天蔬菜具有冷身的作用，所以要先煮過或炒過再吃，會比較理想。

不要採用淋浴，而改用以悠閒心態的泡浴，也有助於預防畏寒。

心悸 頻脈

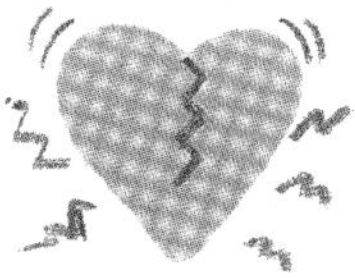

有時會發生氣喘或胃部不適感

無任何特別徵兆，心臟突然快跳、脈搏加快等，都是更年期容易出現的症狀。若在夜裡睡覺時突然出現心悸，才可能要擔心是否有心臟的疾病。

有時走一點路就有氣喘不過來的感覺。像這樣的症狀，一般認為主要的原因是調整心臟等功能的自律神經紊亂所引起，或者緊張、有心事時也容易引起。

另外，呼吸過度會吸入過多的氧氣。而有換氣過度症候群的人比起沒有的人，更容易出現此症狀。

防止過度勞累，穩定情緒

一旦心悸發作，首先要深呼吸穩住情緒。

若因高血脂症或高血壓、糖尿病等使動脈硬化惡化，就有可能引起狹心症或心臟病的發作，另外貧血也會引起同樣症狀。為了慎重起見，最好接受醫師檢查。

過胖的人，有時減輕體重即可改善症狀。

過度疲勞或壓力過多時就容易發生心悸症狀，因此好好休養、調劑身心是很重要的。平常就培養聆聽可穩定情緒的音樂，或使用芳香療法等，都是很不錯的點子。

不要吸菸，避免喝太多咖啡因的咖啡或紅茶。熱潮紅或盜汗等症狀雖輕微，但精神上感到沮喪或壓力時，接受神經科的診察也是方法之一。因為接受自律訓練法的指導，或透過心理醫師的輔導，都會使症狀有所改善。

耳鳴目眩

更年期常見的浮動性暈眩

目眩可分為身體輕飄飄感覺的「浮動性」暈眩，以及牆壁或天花板團團轉的「旋轉性」暈眩。

更年期因自律神經失調引起的暈眩，是屬於浮動性，隨時隨地會突然發生。有時會因高血壓、腦梗塞、腦膿瘍而引起，若症狀出現太多次，為了慎重起見應接受檢查。

至於旋轉性暈眩，很多是因梅尼爾氏病或內耳異常引起，一般的併發症狀是嘔吐感或耳鳴，甚至重聽等。如果沒有耳朵的症狀，可看神經內科，若有耳朵的症狀，則接受耳鼻喉科的診察。

發作時不要慌張，態度放輕鬆

暈眩大多是屬於良性，即使沒有疾病也會發生。所以發生暈眩時千萬不要慌張，態度放輕鬆，靜待症狀過去。假如頻頻發生，請暫時不要開車。

持續睡眠不足或過度勞累，會更容易誘發這些症狀。所以，好好休息很重要。

出現耳鳴等耳鼻症狀，就要看耳鼻喉科

到了更年期常會有耳朵嗡嗡作響的現象，實在令人難受。但耳鳴以外沒有其他症狀，而且症狀輕微，就不必太擔心。

但人到中老年，有時會引起原因不明的突發性重聽。耳鳴突然變得很嚴重，重聽又有暈眩，請接受耳鼻喉科的診察。趁早治療，以免有重聽後遺症。

頭痛 頭重

更年期也會發生頭痛

因慢性頭痛而苦惱的女性為數不少。頭痛雖非更年期特有的症狀，但更年期的身體失調也會引起頭痛，有時會有如鍋蓋罩住頭一般的頭重感。

頭重或頭痛的症狀若發生，無論做家事或工作都會不順心，徒增更多煩惱。

但大多頭痛並非因為罹患致命性的嚴重疾病。因眼睛或鼻、耳、喉、牙齒等發生某些異常，也會發生頭重或頭痛。偶而會因高血壓、腦膿瘍或蜘蛛網膜下出血等腦部疾病所引起，但這種情況的頭痛不可能突然發生，而是漸漸惡化居多。

若產生持續的頭痛，可先觀察身體有什麼異常，以排除病因為優先。倘若沒有疾病，只能以對症療法緩和症狀了。

一般而言，慢性頭痛常見的有肌肉緊張性頭痛與偏頭痛。

●肌肉緊張性頭痛

頭部整體、頭的前部或後部疼痛，有時還會連帶感覺頭的四周有束緊感。

這種緊張性疼痛，大多是全身僵硬、頸或肩膀肌肉緊張所引起。有時候，是過度壓力、持續憂鬱狀態等原因，才引發頭痛或頭重。

●偏頭痛

頭的一側感覺突然陣陣脹痛，從眼睛的內側，或太陽穴附近發作，有人的疼痛會擴大到整個頭部。很多時候，會看到彎曲或閃爍的光線，眼前冒出一片金星。嚴重時，只是稍微觸碰頭髮也會引起疼痛。

有人是因為體質容易發生慢

性的偏頭痛，有人是在開始頭痛之前就早有自覺。當有焦慮急躁、情緒不佳、噁心、食慾不振等現象發生時，頭痛就會緊跟著發生。此時可服用醫師處方藥劑，減輕疼痛。

頑固的頭痛須接受神經內科診察

服用市售的止痛藥，大多可使頭痛好轉。不過持續服用，有可能會發生胃痛的後遺症。另外，頭痛藥所含的咖啡因若持續多量攝取，也會誘發頭痛。

頑固的頭痛若是一直不見好轉，服用的藥物要請醫師看一看。治療頭痛的專科是神經內科，內科或家庭醫師亦可。

遇到壓力特強或情緒低落時，即使服用止痛藥也毫無作用。可接受心理醫療或服用醫師處方的精神安定劑，或許可以獲得改善。

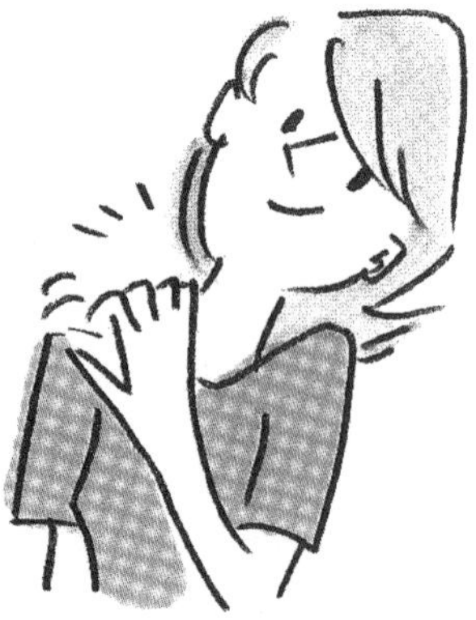

頸部、肩膀是否會痠痛呢？

放鬆肌肉，檢查眼睛健康

更年期的頭痛經常是因肩頸的痠痛所引起。所以平常要多活動肩膀與手臂，避免痠痛更嚴重。坐姿經常不動，頸或肩的肌肉就容易痠痛。可在沐浴時把熱水泡到肩膀，或利用溫和的淋浴來緩和痠痛。

此外，老花眼或眼睛疲勞也會造成頭痛。所以要注意眼睛的健康，接受眼科診察，配戴度數適當的眼鏡。

失眠 淺眠

重要的是探討失眠的原因

失眠是更年期常見的症狀，包括不容易入睡、常在半夜醒來、淺眠、一大清早就起床等。有人沒有熟睡感，造成白天精神不好，無論家事或工作效率變差。

這樣的失眠症狀，是受到更年期身體變調的影響，以及這時期情緒不穩所導致的。平時的生活習慣也是原因之一。失眠要是造成很大困擾，首先要探討失眠的原因。

熱潮紅而驚醒，或因畏寒而失眠

在更年期多見夜裡突然熱潮紅、盜汗而醒來，或手腳冰冷而失眠的類型。有人是因頻尿常常如廁，才造成失眠。

發生這種更年期障礙時，採取荷爾蒙補充療法或中藥療法可獲得相當的改善。若更年期症狀好轉，失眠的症狀也會跟著改善。

壓力太大，可考慮接受精神科診察

若心焦氣急或感到不安、情緒不穩時，可接受精神科的治療，或許能夠改善睡眠品質，從此睡得比較好。畢竟更年期症狀背後可能隱藏憂鬱症等疾病。為了盡早找出病因，以接受專門治療的角度來看，如果有精神方面的症狀，就應該以輕鬆的心情接受精神科的診察。

遵照醫囑、善加應用精神安定藥或安眠藥等專家處方的藥劑，能使自己安心，不但不會出現副作用，而且可防止藥癮。

心情放輕鬆 千萬不要焦急

如果睡不著，切忌將注意力完全集中在這件事上，不妨將錯就錯，告訴自己不睡覺又何妨？採取這樣的態度對應，心情上反而會變輕鬆。

要是睡眠不足，可利用中午時間午睡十五分鐘。不過，要是午睡時間太長，恐怕會影響夜間的睡眠，因此要注意。

有畏寒、手腳冰冷而睡不好的人，不妨在腳邊放置熱水袋來溫腳。

放鬆身心不失眠

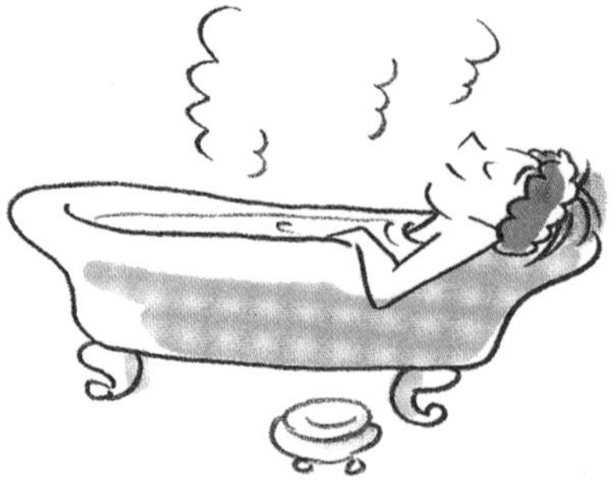

悠閒的泡個熱水澡

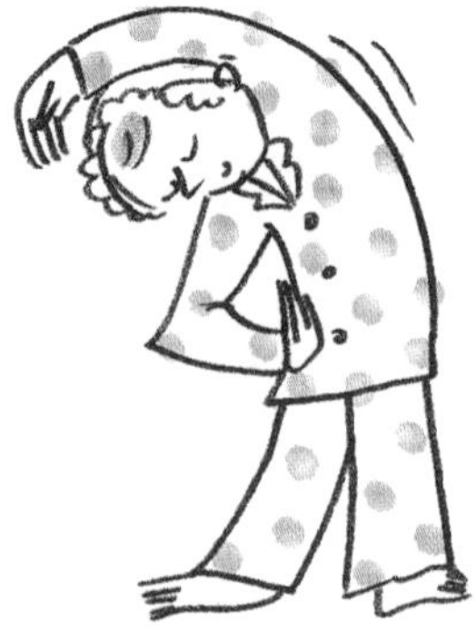

做伸展操，可產生輕微的疲勞感

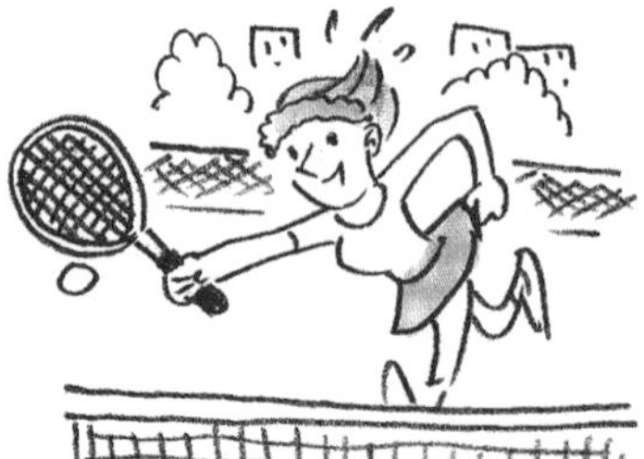

白天多運動

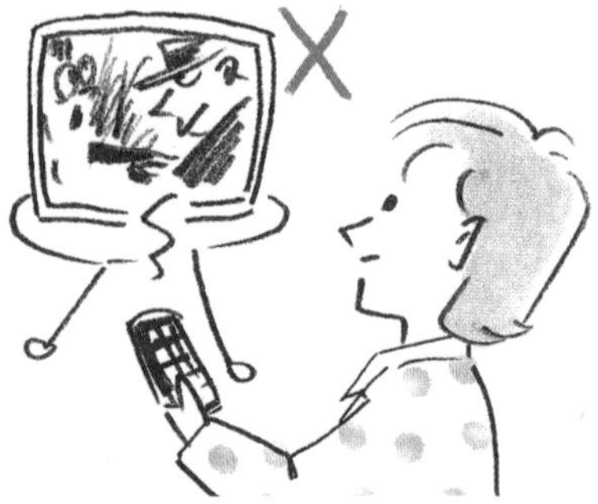

睡覺前不要看電視

不安 憂鬱

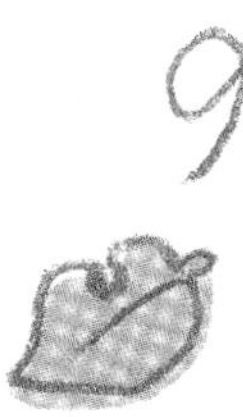

更年期的情緒問題

進入更年期，身體難免會產生一些小毛病，也因此使不少人不知今後該怎麼辦，進而產生不安。或有人因為身體狀況欠佳，而變得憂鬱。

由於面臨人生的分水嶺，難免有人會感覺落寞，或覺得自己孤伶伶。比如說，從照顧小孩的責任中解脫，家事變得輕鬆，結果反而找不到可讓自己忙碌的事情，生活失去重心，造成空虛狀態，使自己產生莫名的憂鬱感。

如果說勤快工作的人即可免於此種狀態的煎熬，並不盡然，可能反而被沉重的責任感壓得喘不過氣。即使平時的生活還算正常，但有時會警覺改變，而對未來產生不安感。

尋求專家或醫師協助或朋友的力量

若有熱潮紅或盜汗等更年期特有的症狀，加上持續的不安感或憂慮情緒時，請看婦產科醫師，接受荷爾蒙補充療法或中藥療法等，或許可讓身心兩面好過一點。

有的醫院有專設更年期門診，接受精神諮詢，或者會診心智科醫師或臨床心理師等，以解開自己的困惑。無法獨力解決的問題，不妨考慮求助專家。

在此時期，切勿自己獨自承受問題。情緒不佳時，不妨放自己一天假。找個志趣相投的好友聊聊天，或許就能穩定心情。請教有過更年期經驗的朋友，能獲得很多的參考。家人此時更應該多多關懷體諒。

容易焦慮、急躁、興奮

更年期容易累積壓力

更年期除了身體產生變化之外，也會因子女和先生的事，加上照顧雙親問題等等，使責任變得很沉重，加上職場的重責，此時期非常容易產生壓力。

此時，若是心焦氣躁地發脾氣，難免會讓他人以異樣眼光看待，甚至會說「可能是更年期了！」

的確，到了更年期精神上容易不穩定。這是荷爾蒙失去平衡，是情非得已。因此，周圍的人千萬不要幸災樂禍。在此時期，無論男性或女性都會問題叢生，容易積存壓力。因此，了解別人的狀態非常必要。

使身心放鬆

如果容易焦慮、急躁，不妨先休息一下，設法轉換心情，以抑制高昂的情緒。

學習腹式呼吸、自律練習法、音樂療法或芳香療法等適合自己的放鬆法，是不錯的方式。

此外，除了家庭或工作場所，找個可以和好友聊天或讓自己獨處的空間，多參加自己有興趣的活動等等，都可以有效轉換情緒，穩定精神。

如果精神性的症狀讓人很介意，不妨考慮接受心理醫師的診察。往往和專家相談後，才了解解決方法，這種情況實在不少。

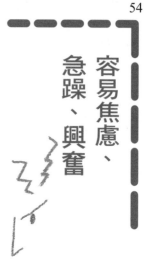

肩痠痛 腰痛

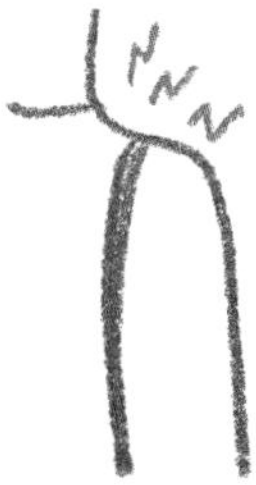

找出身體疼痛的原因

肩頸痠痛或腰痛、關節痛等，雖非更年期的特有症狀，但不少人會因這些嚴重症狀而煩惱。這是隨著年齡增長支撐肩頸、腰部或關節的肌力降低，同時脊椎骨或關節也發生變性所引起。也有可能是由於進入更年期雌性荷爾蒙減少，血液循環不佳，導致症狀惡化。

此外，肩頸痠痛也會因高血壓或腦的疾病，以及眼睛疲勞而引起。若症狀持續，必須找醫師診察。慢性關節風濕症，也會造成關節疼痛或僵硬。要是懷疑可能脊椎骨變形或骨質疏鬆症，建議接受骨外科診察。

多活動身體，防止老化

一些鎮痛藥或貼布、按摩等，只具有暫時緩和症狀的效果，平常請多活動身體，可緩和骨骼或肌肉的老化。如果長時間維持同一姿勢，只會加重肌肉的負擔。

消除腰痛體操

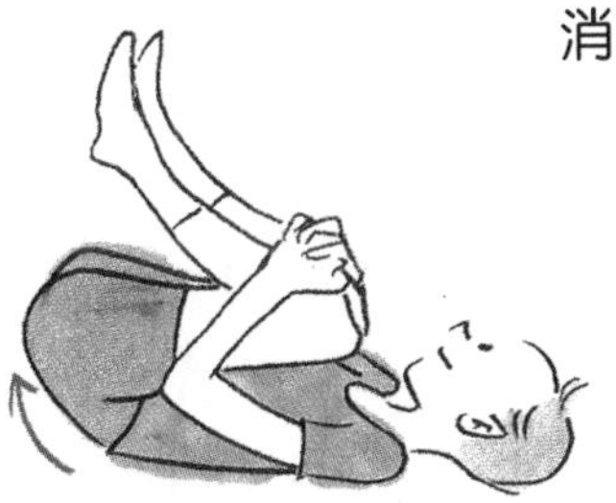

腰部的伸展
抱膝，臀部離地抬起
靜止５～10秒。重複５次。

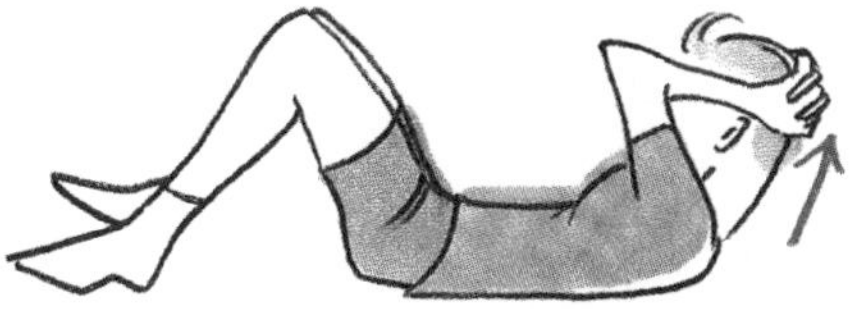

腹肌的訓練
立膝，抬肩，以眼睛看著肚臍
的姿勢靜止５秒。重複５次。

消除肩膀痠痛體操

☆伸展肩膀的肌肉和肌腱

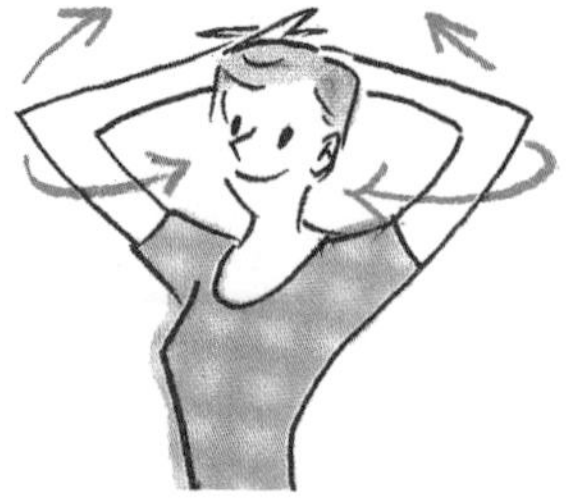

肩胛骨運動

慢慢抬高手肘，雙手繞到腦後，好像靠攏肩胛骨一般，停止１秒，再把手肘拉向面前。

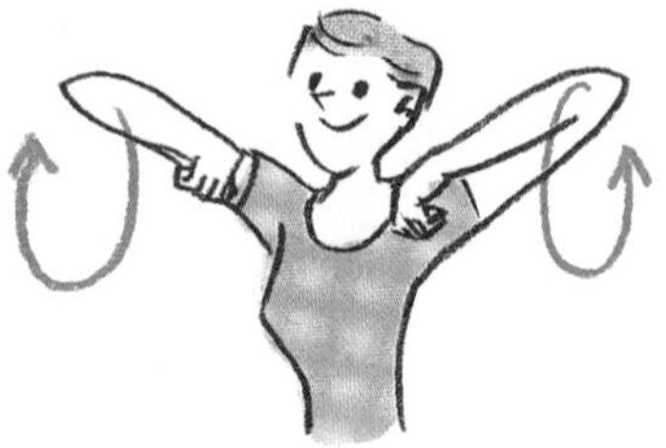

旋轉肩膀

用手肘大幅度畫圓，向前後各繞５次。

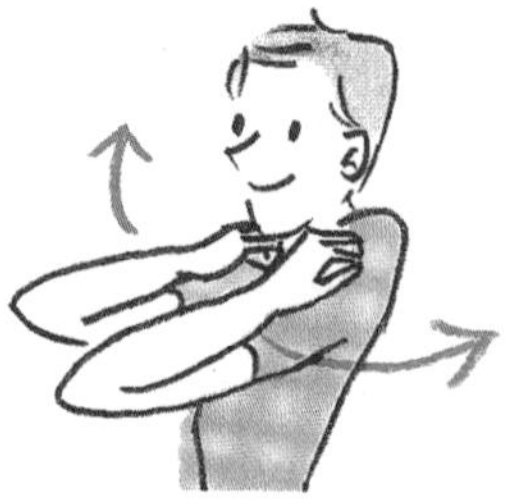

挺胸

彎曲雙肘，拳頭按在肩上，在身前靠攏雙肘，再慢慢拉向兩邊，停止１秒。重複５次。

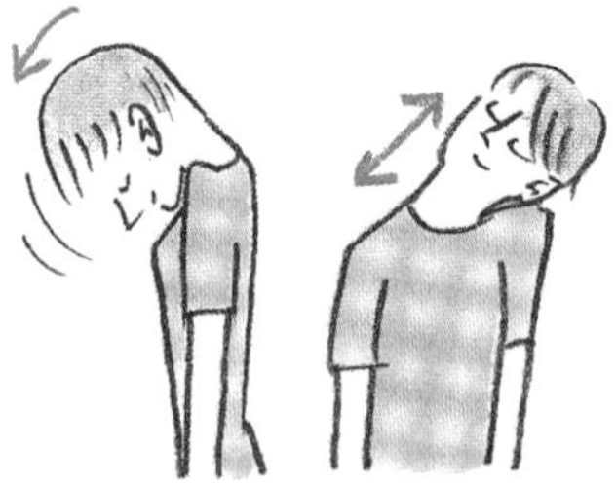

頸部運動

慢慢向左傾倒，靜止２秒，接著向右傾倒，靜止２秒。同樣方式向前。重複５次。

☆鍛鍊肌肉的抵抗運動

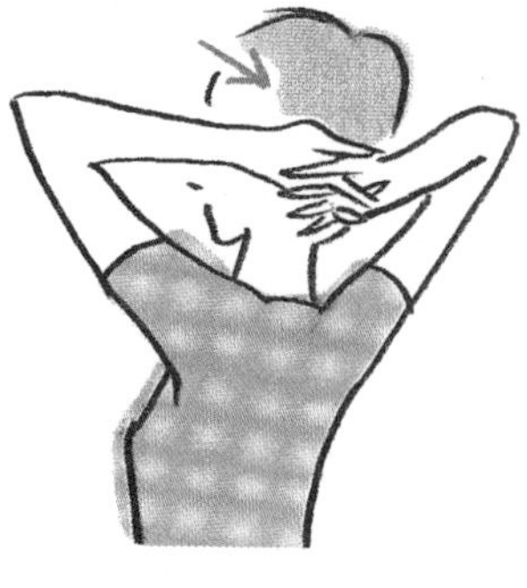

手抵住後腦，頭和手指互相推壓。

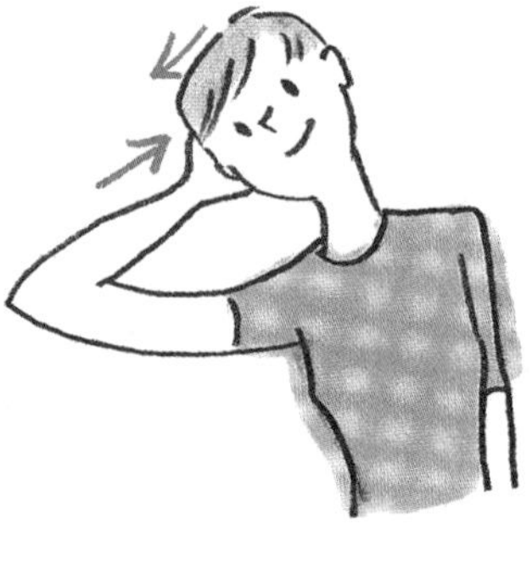

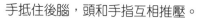

手抵住側頭部，頭和手指互相推壓。

下肢水腫、靜脈曲張

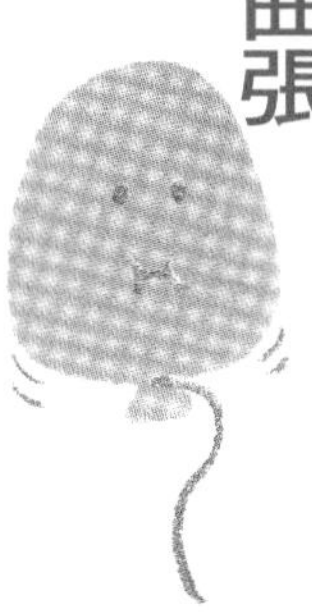

手指按壓皮膚卻無法恢復彈性，趕快去看醫師

在更年期這段時間，因年齡增長，任何人都很容易發生血液或淋巴液等體液循環降低的現象。有人到更年期自律神經紊亂，就更容易發生下肢水腫。這種現象是屬於生理性的，不必太擔心。

但若用手指按壓水腫的部位，不會立即恢復原狀，則有可能患有其他疾病，要盡早接受醫師診察。

全身浮腫，尤其是從上眼瞼附近開始腫起，有可能是甲狀腺機能降低症或腎臟病所引起。有下肢靜脈曲張或心臟病，也會發生下肢水腫。

如果不是疾病造成的水腫，平時就要做輕度的體操或按摩，以改善血液循環，減輕水腫的現象。請避免過度疲勞。

下肢靜脈曲張併發搔癢

在腳部的水腫，常見的是血液滯留而水腫的下肢靜脈曲張。店員、教師、廚師、美容師或理髮師等，工作上需站立者較多見，孕婦也常發生。五〇多歲左右的女性，約有一半都有下肢靜脈曲張。

如果在傍晚時分，有腳部疲勞、水腫、小腿肚抽筋、皮膚水腫的部位瘀血、發癢等症狀，就是下肢靜脈曲張的徵兆。務必及早到外科或皮膚科接受診察。

有人誤以為皮膚搔癢是皮膚發炎而自行塗藥，結果還是無法止癢，於是就用手抓，因為皮膚變脆弱，很容易造成傷口而潰爛。

可嘗試彈性襪或體操

腳部的靜脈具有許多瓣膜，以避免流向心臟的靜脈血逆流。萬一此瓣膜有損壞，血液滯留就會造成靜脈曲張。

治療的方式一般會採取靜脈曲張注射，鞏固部分損壞的血管，稱為「硬化劑注射療法」。此治療法越早期越有效。此外，穿著彈性襪可避免症狀繼續惡化。

站著工作的人請盡量找時間坐下來，或抬高腳部，找機會仰身躺下來做踩腳踏車運動，都是好方法。

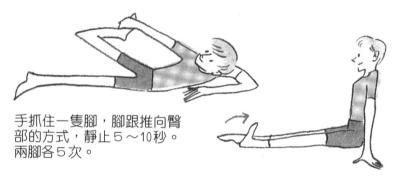

如何防止腳部水腫

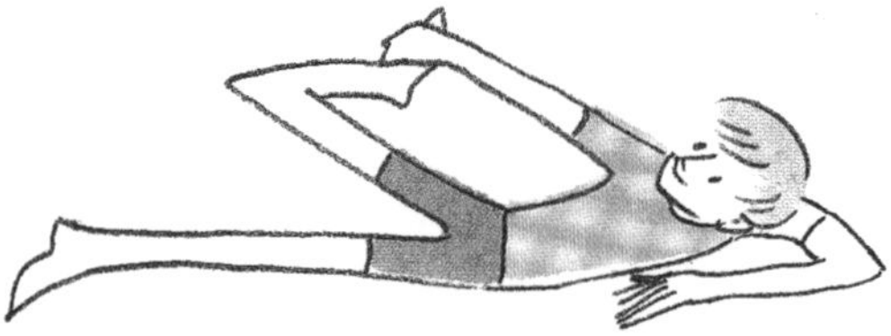

手抓住一隻腳，腳跟推向臀部的方式，靜止５～10秒。兩腳各５次。

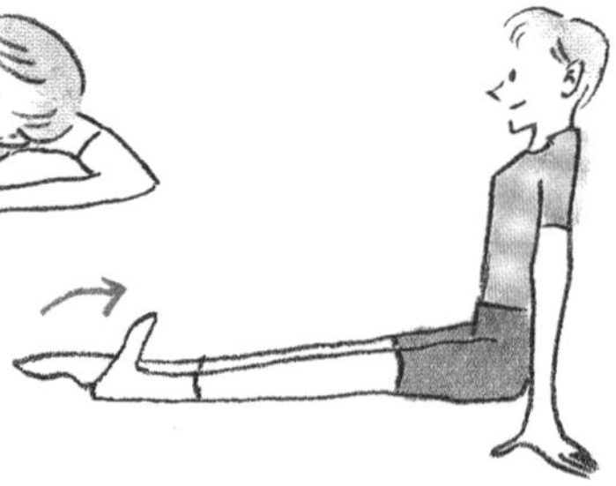

輕鬆伸直脊椎骨，一腳踝彎曲，一腳踝挺直，左右５～10秒，各５次。

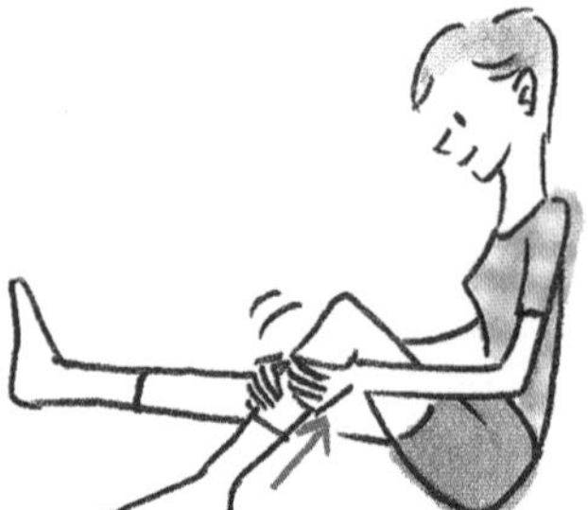

雙手裹住腿肚，從腳踝開始一直揉向膝蓋。

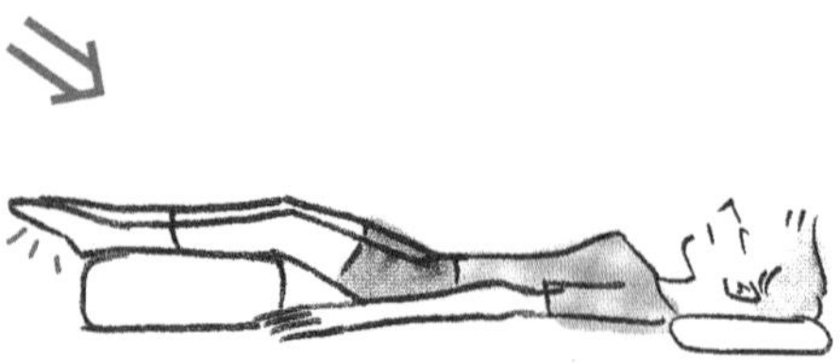

雙腳稍微抬高休息。

麻木感 感覺螞蟻在爬

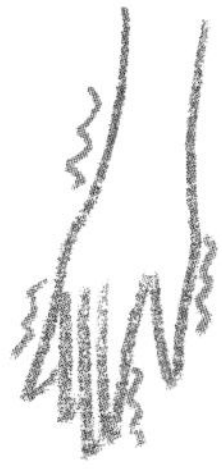

更年期的皮膚感覺會紊亂

有人到了更年期手腳會有麻木感，甚至皮膚產生陣陣刺痛、彷彿螞蟻在皮膚表面爬。反之，有人察覺感覺似乎變得遲鈍。一旦突然被這樣的感覺襲擊，難免會擔心神經系統是否發生異常。

女性荷爾蒙的雌性荷爾蒙，具有保持皮膚健康的作用。更年期雌性荷爾蒙一旦減少，皮膚的感覺就會發生暫時性的過敏或鈍化，這都很正常。再說，該時期很容易引起和感覺有密切關係的自律神經失調，多少會有不適感，不必太介意。

除了皮膚不適，還有熱潮紅或盜汗、畏寒等症狀，此時可採取荷爾蒙補充療法。有時中藥療法、自律神經調整藥也有效。

如果還有心理性的症狀，則可採取心理醫師等心理療法，或在醫師處方下使用精神安定劑。

注意飲食的平衡、適度的活動身體，使血液循環獲得改善，症狀就會消失。

持續麻木，請看神經內科或骨外科

手腳的麻木有時是因神經系統的異常所引起。頸椎或脊椎、腰椎等發生病變，使神經受到壓迫，發生麻木，產生不適，其實不必太擔心。

不過，慢性關節風濕症，很多時候是因為感覺僵硬才發現，但有時不過是皮膚有不適感。而高血壓、腦動脈硬化等的腦病變，有時也會發生手腳麻木。如果症狀越來越嚴重，就一定要到神經內科或骨外科檢查是否有異常。

皮膚搔癢粗糙

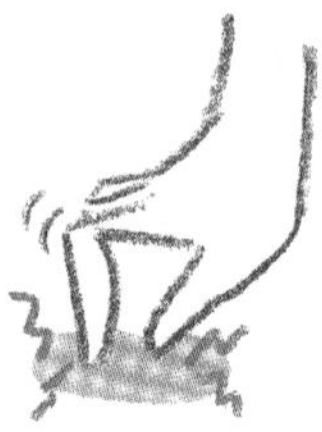

雌性荷爾蒙減少，皮膚容易乾燥

有一句話說：「乾燥是老化的過程。」由此可見，皮膚乾燥是老化的結果。雌性荷爾蒙具有保持皮膚彈性和光滑的作用。所以量要是減少，相對保護皮膚的皮脂和水分就會減少，因此變得乾燥粗糙。

乾燥的肌膚很敏感，內衣的摩擦，甚至溫度上升等，只要些許刺激就會立刻癢起來。

使用有保溼效果的乳液

從雌性荷爾蒙分泌量減少的停經時期開始，搔癢感就很容易發生。若皮膚變粗糙，不妨利用有保溼效果，含有尿素等成分的乳液或沐浴乳等。

有人誤以為身體癢就表示身體髒，於是努力用肥皂擦洗，殊不知，這只會帶給皮膚二度傷害，效果適得其反。

可補充維生素或中藥

在保護皮膚上，可搭配維生素E的軟膏。若購買市售的止癢藥，務必選擇不含類固醇的藥品。另外，也有人會對抗發炎藥等軟膏過敏。勤於塗抹軟膏或乳液，請小心別傷到皮膚。

在停經前後症狀嚴重時，採取荷爾蒙補充療法或中藥或許有效。

皮膚的搔癢感會因糖尿病或肝病引起。以更年期以後檢查慢性病的觀點上來說，定期接受健康檢查是很重要的。

口乾舌躁

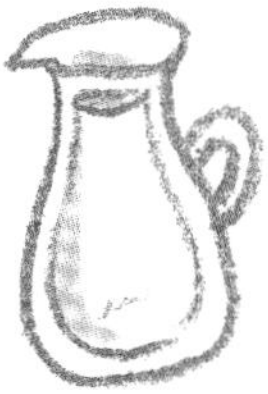

緊張或不安會使更年期症狀更明顯

很多人都有經驗，就是遇到精神緊張或不安感時，口腔就會乾燥無比、口渴。更年期心理十分不穩定時，也會發生同樣症狀。

在更年期，有人會頻頻如廁，有人為了防止頻尿而控制水分，結果反而更容易引起口渴。若有熱潮紅或盜汗症狀，會更容易感到口渴。

口渴時千萬不要強忍，應該充分補給水分。與其一口氣喝下一杯冷水，不如慢慢喝下溫水，可以有效滋潤嘴唇並且穩定情緒。至於冰品或甜飲，反而會助長口渴。現因空調普及使室內的空氣容易乾燥，因此務必勤加攝取水分，可少量多次。

請檢查糖尿病

若已經多攝取水分，但還是很口渴，則可能考慮糖尿病或慢性腎炎。這些疾病可藉由簡單的血液檢查或尿液檢查查出，為了慎重起見，還是接受檢查較安全。

如果一切正常，就要安排多做運動或從事自己喜愛的活動，轉換情緒。

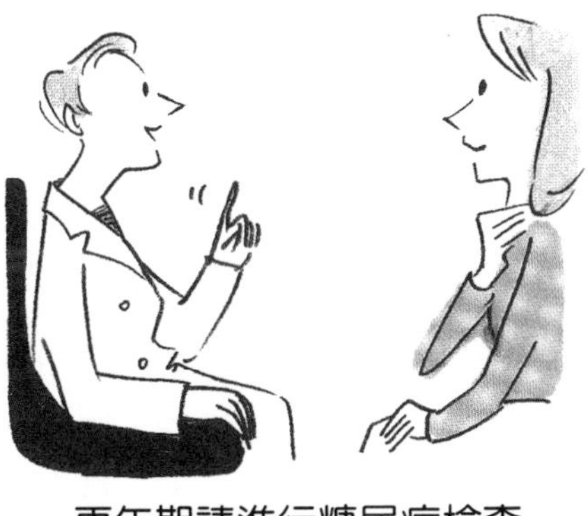

更年期請進行糖尿病檢查

眼睛疲勞
飛蚊症

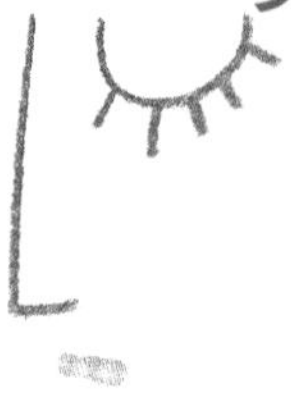

眼睛疲勞，請先檢查眼鏡的度數

因為用眼過度，而引起眼睛疲勞、肩頸痠痛、頭痛等一連串症狀。這是現代人普遍都會發生的症狀。

在更年期病訴眼睛疲勞最多的是：眼睛不適、壓迫感、肩痠痛、頭痛、淚水多、焦慮急躁等。

在這些症狀的背後，經常存在著老花眼或眼鏡度數不吻合的現象。所以要先到眼科接受檢查，如果一切正常，可採取荷爾蒙補充療法、精神安定劑、心理輔導等。

配戴隱形眼鏡、不斷使用電腦的人，眼睛的表面原本有少量的淚液覆蓋，以保護眼睛；但若是淚液減少，或眼睛表面有乾燥傾向，眼睛就會容易睜不開，感覺不適。

所以即使配戴可連續使用的隱形眼鏡，偶而還是要卸下來讓眼睛休息。一般來說，使用電腦或手機時會專注凝視畫面，使眨眼的次數變少，導致淚液量減少。所以應該注意多眨眨眼睛，時常看看遠方，讓眼睛有休息的機會。再者，空調的風若直接吹眼睛，眼睛很容易乾燥，也要留心。

飛蚊症狀明顯，要到眼科檢查

視野出現好像蚊子在飛一般的點或線屑的症狀，稱為飛蚊症，不必太過擔心。不過有時可能是視網膜剝離的前兆，所以如果飛蚊症變明顯，或近視度數過高者，應該要到眼科接受檢查。

食慾不振 胃下垂

飲食量超過活動量，就會造成胃下垂

腸胃等消化器官，是受到自律神經的支配。所以在更年期包括食慾不振或胃下垂等，難免會出現各種消化器系統的症狀。

到了這個階段，維持生命最低限度必需熱量的基礎代謝會減少，加上家事或照顧孩子等活動量，也比三〇歲時期減少許多。但另一方面，飲食量並未減少，當然就容易發胖，甚至造成胃下垂。所以食量變少，不如說是一種自然現象。

因此，更年期飲食應該重質不重量，多注意一日三餐飲食的平衡，飯吃八分飽就好。

進行消化系統健康檢查

但是，如果食慾急遽大減，持續胃下垂，或許潛伏著消化系統的疾病。所以要進行內科的診察或檢查，確認有無疾病。處於今日生活壓力大的時代，女性的慢性胃炎或胃、十二指腸潰瘍也大幅增多。

有些肥胖的女性，有時胃會往上提而發生逆流性食道炎，會使胃液逆流到食道，很容易引起噁心或打嗝。只要恢復標準體重，即可減輕症狀。

若要服用胃腸藥或整腸藥，務必和藥劑師相談，選擇符合症狀的藥。

如果沒有疾病，卻毫無食慾，或許是自律神經系統紊亂，使心理不穩定所造成。有時服用中藥或自律神經調整劑、精神安定藥等，即可讓症狀好轉。

喉嚨梗塞

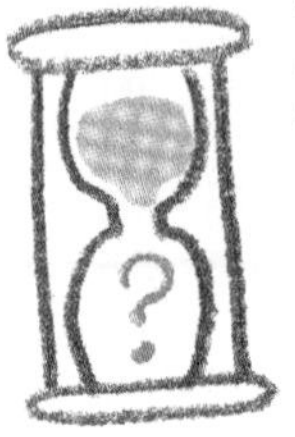

吞得下食物，卻吞不下口水

更年期的階段，常有患者病訴喉嚨有梗塞感，感覺喉嚨中卡著一個硬塊，但常常是吞食物時並沒有特別的不適感，卻吞不下口水。有此病訴的人，大多比較神經質，常感到不安。

有時，喉嚨梗塞會伴隨大量冒汗、胸悶、頭沉重等症狀。感覺可能潛伏什麼疾病，於是進行各種檢查，卻沒有發現異常。

聊天可幫助心情放鬆

出現前述的狀況，很有可能是更年期特有的心理症狀。服用中藥或精神安定劑，可以改善症狀。

這樣的症狀是此時期特有的非特異性主訴，看在別人眼裡，會覺得是找藉口偷懶，所以不會重視。但事實上對患者卻痛苦難耐。因此請不要獨自抱病受苦煎熬，找個人商量心情會變好。

有病例顯示，過了停經身體狀況穩定，各種病訴症狀就會慢慢消失。

有人找到自己喜好的活動，或者有談話投機的朋友，便不藥而癒。不妨找心智科或臨床心理師看診，或許會有幫助。

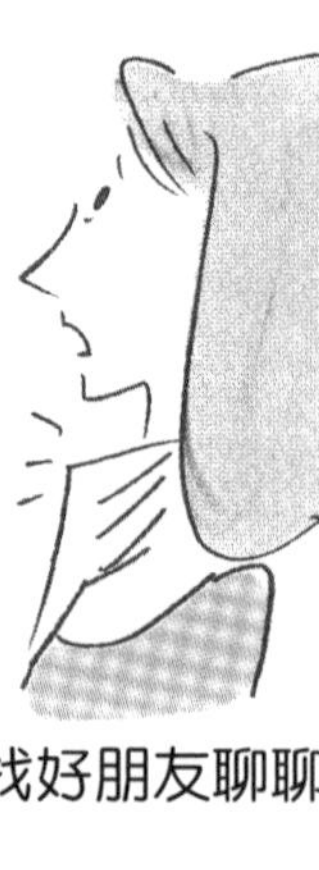

找好朋友聊聊

便秘 腹瀉

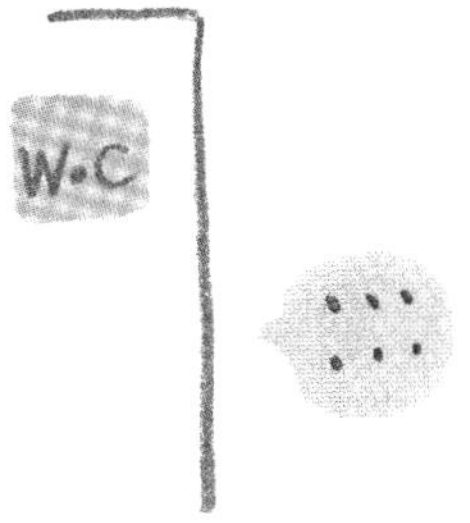

自律神經失調會加重症狀

便秘或腹瀉，當然不是更年期特有的症狀。很多女性原本就容易便秘，但是在更年期，因雌性荷爾蒙減少，加上自律神經失調，心理壓力，就更容易出現症狀。

不少患者表示，便秘會頑固的持續一段時期，好不容易排便，卻變成解稀便。

便秘和生活節奏有很大的關聯性。所以在依靠便秘藥之前，首先要重新檢討生活習慣以及飲食習慣。

如果長久為了家人、家事或工作而必須憋住便意，無法立即排便，就容易發生便秘。

另外，活動身體的機會少，也不容易發生排便。有病例顯示，患者只是改用大步行走，或在早晨做簡單的體操，就改善了症狀。這些現象都是運送糞便的腸蠕動所致。

便秘和腹瀉反覆發生，就要接受檢查

有一種病叫做大腸急躁症，只要緊張就想上廁所。尤其是電車或汽車的震動，更容易引發便意，而急著要求途中下車。有時會伴隨腹痛。

若便秘和腹瀉反覆發生，偶而是因大腸疾病。但症狀持續時，還是要接受檢查。

若經過檢查還是找不出異狀，就要自我控制，盡量排除壓力，尋求可以放鬆自己的方法。若令人煩惱的症狀持續，請接受心智科的診察。

防止便秘

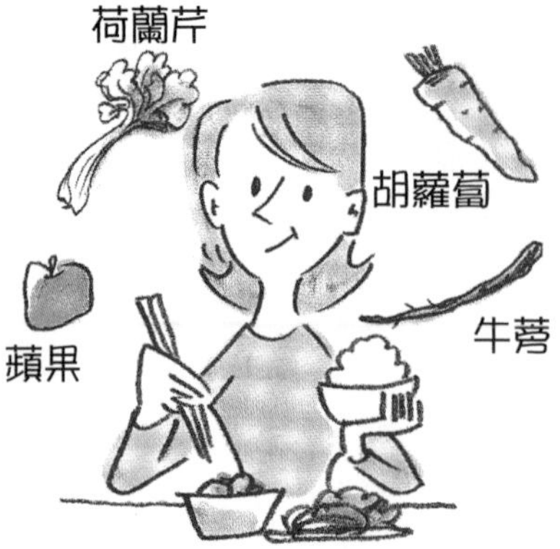

攝取食物纖維多的飲食

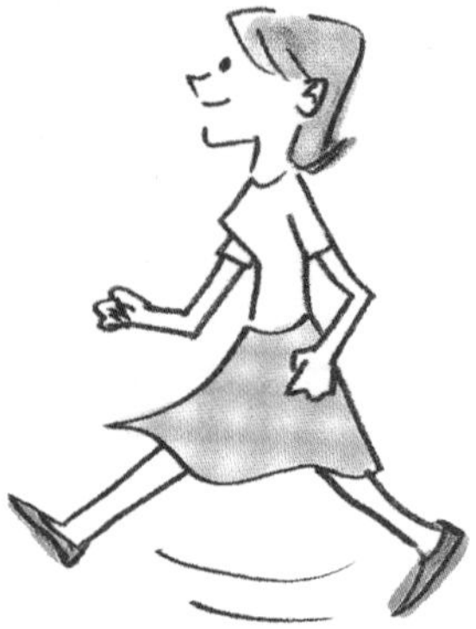

行走加大步伐，增加時間

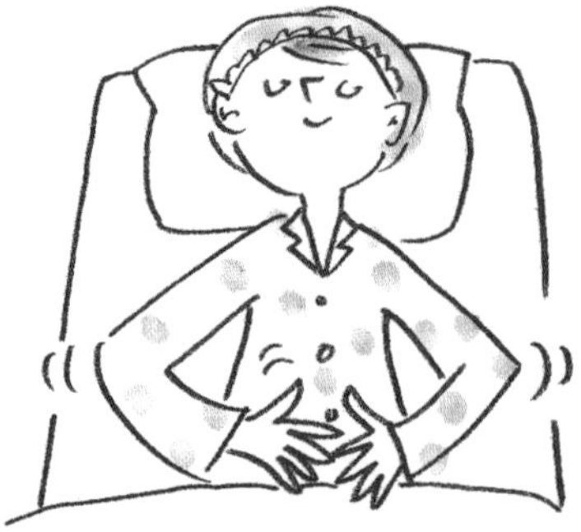

起床前按摩腹部

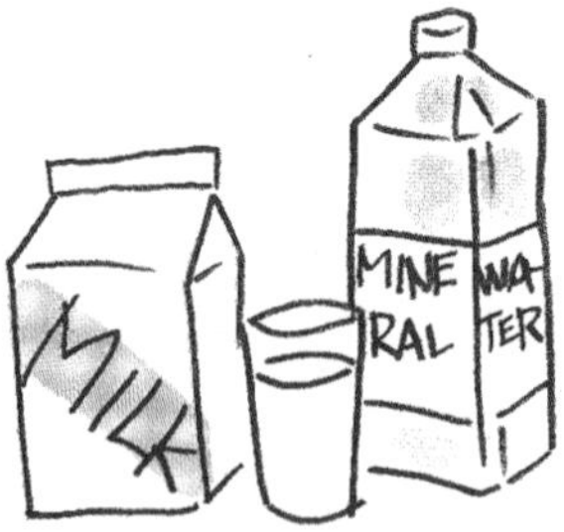

起床後喝牛奶或水

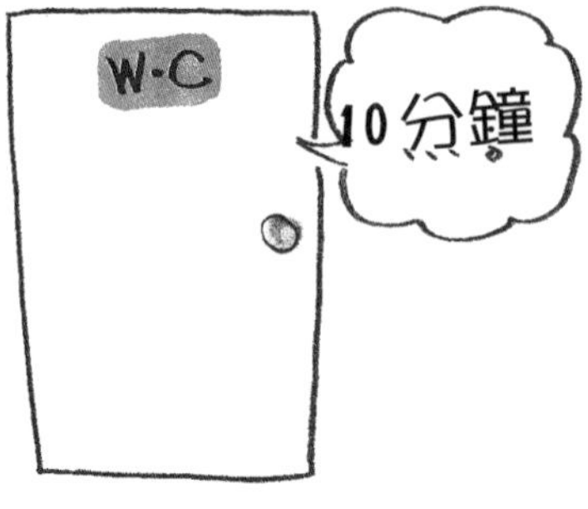

早餐後10分鐘如廁

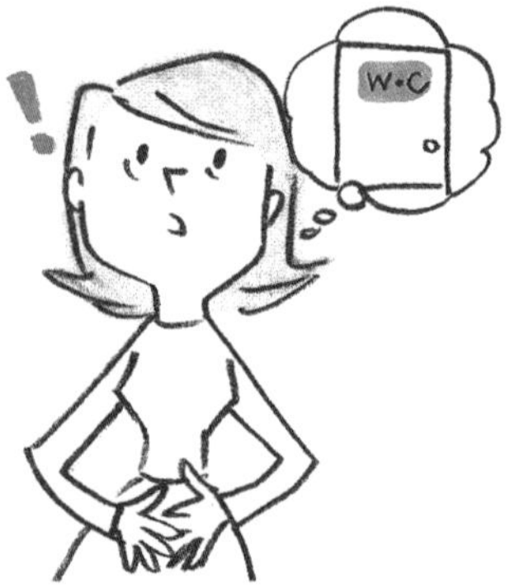

不可憋住便意

容易疲勞倦怠

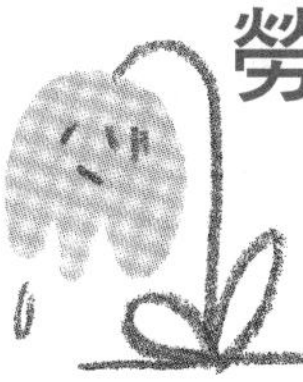

身心雙方面的疲勞感與時俱增

一早起床覺得還是很累，外出就更疲累，情緒也不好，懶得做任何事，這種症狀常見於更年期女性，許多人都有過這種經驗。

有時體力明顯下降，眼看還有很多事等著做，卻沒有力氣，只能乾焦急，久而久之，不僅疲勞無法恢復，更會累積壓力，造成惡性循環。

但不少時候的更年期疲勞，是身心兩面的更年期障礙所引起。奉勸你在此情況之下，切勿焦慮急躁，要多為自己設想，撥出時間慰勞自己。

因為，過去你已經奮鬥很久，何妨犒賞自己一下，出門觀賞自己喜愛的戲劇，或出外旅行，放自己一個長假，偶而一個驚喜都是很好的。

持續倦怠請盡早找專科醫師診察

有人甚至會出現憂鬱症狀，什麼事都提不起勁，甚至不想外出。所以，應該趁早去看更年期的婦產科或心智科醫師。除了靠藥物治療，還有心理療法能改善症狀。

疲勞感有可能潛藏貧血或內臟的疾病，所以還是要做徹底的健康檢查。

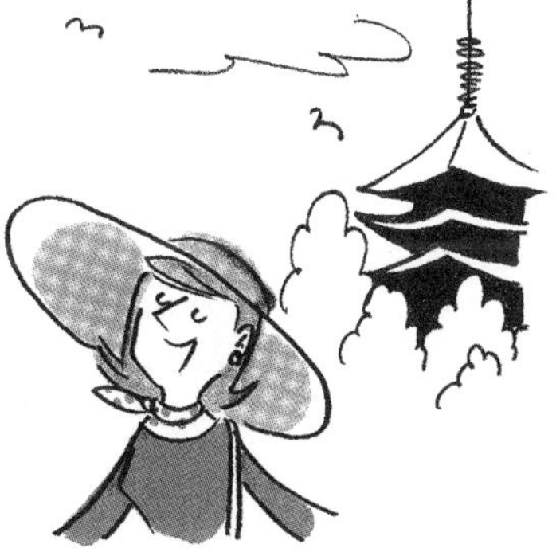

為了自己不妨放鬆去度假

頻尿 殘尿感

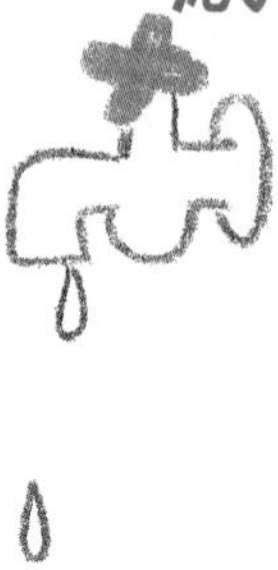

停經後如廁次數增加

隨著年齡的增長，如廁次數增加是正常的現象。這是因為老化使尿道或膀胱的黏膜萎縮所造成。雌性荷爾蒙具有強化皮膚黏膜的作用，因此在雌性荷爾蒙減少的停經後，會更容易有尿意，但排泄時尿量卻很少。而且有人在排尿後還會有殘尿感。

如果只是如廁次數增多，不妨認定是年老的自然現象，不必擔心。過於神經質，反而容易使尿意更頻繁。

在外出前或就寢前，可控制少攝取水分。另外，像咖啡因多的紅茶或咖啡具有利尿效果，可盡量少喝。外出可先確定好廁所的位置。

若夜間頻尿，要找泌尿科就診

如果白天攝取的水分量和平常一樣，但夜裡就寢後如廁兩次以上時，就稱為夜間頻尿。可找婦產科或泌尿科診察。有時中藥的八味地黃丸或豬苓湯，或荷爾蒙補充療法等也有效果。

神經性頻尿可到心智科就診

睡眠中很少如廁，白天若專心做事，頻尿現象就減少，這樣的人很可能是神經性頻尿，以緊張型的人較多見，有時到更年期也會出現這樣的症狀。服用精神安定藥或心理療法，可使症狀獲得改善。

另外，頻尿而且伴隨排尿疼痛，這種情況則有可能是尿道炎或膀胱炎，因此務必趁早接受診察和治療。

性交痛
陰部搔癢

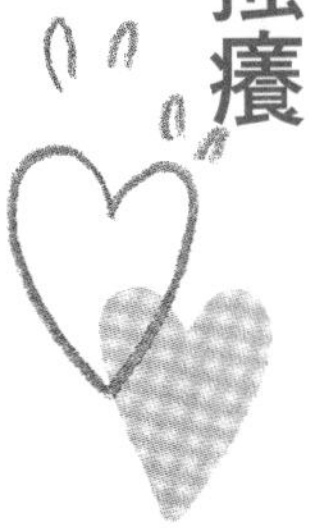

雌性荷爾蒙減少，使陰部容易乾燥

雌性荷爾蒙對於促進陰道黏膜的成熟，以及維持陰道內的正常細菌叢，具有莫大作用。如果是停經造成雌性荷爾蒙減少，則陰部黏膜會萎縮變薄，失去彈性，而更容易受到刺激。同時，陰道內的正常細菌叢容易失去平衡，以致更容易受到細菌感染。

另外，在停經後，外陰部也會萎縮，以致更容易乾燥。

在這種種因素之下，外陰部或陰道就更容易因機制性的刺激而受傷，也更容易引起搔癢感。比如說內褲的摩擦，或性交時的刺激，都會出現出血。

滋潤陰道的分泌液也會減少，結果無法享受性交。有人甚至會有疼痛感。

性交痛，通常過了四〇歲以後會漸漸增加。一般在停經前後，二人中就有一人；六〇歲以上，幾乎九成的人都有疼痛感。

因性交時的疼痛，難免會使自己避開性交，結果就會影響和先生的關係。在此時期，有時會隨著停經而有失落感、體況失調以及各種壓力，導致性慾減退。

性的煩惱或性交痛可找婦科醫師診察

要是和先生關係很好，往往會使性慾大增。由於確認已經停經就不必擔心懷孕，這樣的解脫感會讓人變得更積極。

雖然性的問題很難讓人坦然啟口，不過與其忍耐疼痛，不如找專家諮商，找出適合自己的對應法。

若在黏膜上塗抹潤滑乳液，可降低性交疼痛。

至於補充雌性荷爾蒙的荷爾蒙療法，有口服類型和皮膚貼膏。同時，可注射含有女性荷爾蒙的針劑。

使用這些藥可促進子宮頸黏膜的分泌，減少陰道乾燥，使性交更快樂。

陰部搔癢感是更年期的生理現象

陰部乾燥和搔癢感，也是女性更年期的自然生理現象。貼身的內褲，要選擇刺激少、柔軟的棉製品。同時建議穿著白色，比較容易分辨白帶的色澤。

有些止癢劑因藥的種類或使用方法，有時會使皮膚起疹或發黑。所以千萬不要亂用，一定要婦科醫師處方才安全。

很多時候，採用荷爾蒙補充療法或中藥療法也可以治癒疾病。

白帶增加且發熱，即需診察

如果搔癢感嚴重、陰部有發熱感、白帶增加或混有血液等種種症狀，可能就是發炎。務必接受婦科的診察。

更年期對抗細菌的抵抗力會降低。萬一已經感染，就要夫妻兩人一起接受治療，否則將會互相傳染，務必注意。

醫師信箱

我很注意清潔，但還是會癢？

Q 陰部搔癢實在讓人難受。已使用婦女專用的清潔劑洗滌，但最近還是有痛癢感。應該如何對應呢？

A 保持清潔是很重要的。

可是，我覺得很多人對於陰部的清潔總有一些誤解。陰部內本來就時常存在細菌群，藉以防範病原菌的入侵。現在卻以清潔劑等從內部起洗得一乾二淨，結果連好的細菌都被沖洗掉，以致降低自淨作用。

外陰部之所以會癢，主要是局部乾燥所致。用力搓洗，甚至洗掉皮脂，反而會又癢又痛。所以請改用溫水輕輕沖洗即可。

更年期障礙程度檢查表

填寫符合個人症狀程度的點數，再加以統計。
只要有符合症狀的項目，就要評估其程度。
若統計結果的點數低，但感覺症狀嚴重，還是屬於較嚴重的更年期障礙。

症　狀	症狀的程度和評估			點數統計欄
	輕度	中度	重度	
熱潮紅	4	8	12	
手腳或腰畏寒	4	8	12	
失眠 淺眠	2	4	6	
心焦 變得神經質	2	4	6	
不安 憂鬱	2	4	6	
暈眩 耳鳴	1	2	3	
頭痛、頭重	1	2	3	
心悸、氣喘	1	2	3	
容易疲勞	1	2	3	
肩痠痛 腰痛 關節痛	1	2	3	
麻木 感覺螞蟻在爬	1	2	3	
頻尿 尿失禁	1	2	3	
			總計	

■評估

統計結果	42點以上	程度嚴重
	41～26	程度中等
	25點以下	比較輕微

第3章

更年期障礙 請這樣治療

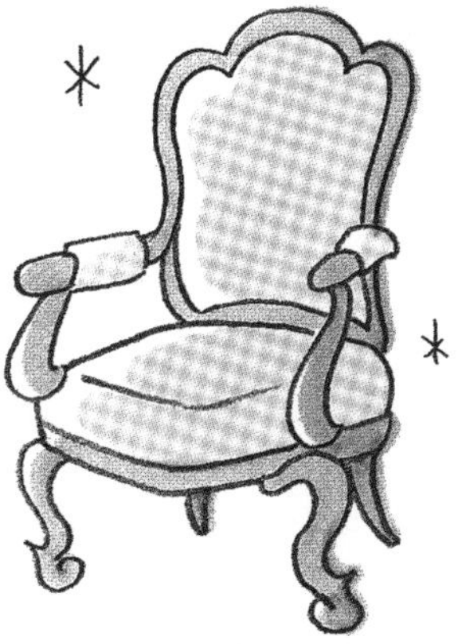

更年期的治療方式

荷爾蒙、中藥、心理諮商

更年期障礙的治療方式繁多，因此在實際進行治療時，大可不必拘泥於一種方法，應該多嘗試不同組合，因時因地選擇適合個人的治療方式，和醫師建立信賴關係，同心協力度過難關。

荷爾蒙補充療法

荷爾蒙補充療法，是在一九六〇年代由美國所開發。在一次意外中發現避孕藥中的雌性荷爾蒙，竟然能夠改善更年期障礙，緩和性交疼痛。但是，由於過多的雌性荷爾蒙會誘發子宮內膜癌，因此有一段時期被敬而遠之。

後來發現併用黃體素（作用為排卵後對子宮內膜產生作用，形成月經），可防止子宮內膜癌的發生。經過進一步的研究顯示，荷爾蒙藥對停經後的骨質疏鬆症或高血脂症等，具有極佳的預防效果，而再度備受世人注目。

中藥療法可調整全身狀況

中藥對於緩和女性自律神經系統的種種非特異性主訴最為有效。

有時僅中藥療法即可減輕症狀，因此能用於荷爾蒙補充療法不盡理想的部分。

心理諮商可穩定情緒

更年期的心理不穩定，不只會反映在身體上，也會使精神陷入病態。有些病患只看婦科或內科，因為門診時間很短，根本無法詳盡述說心事，之後

更年期障礙的各種治療方式

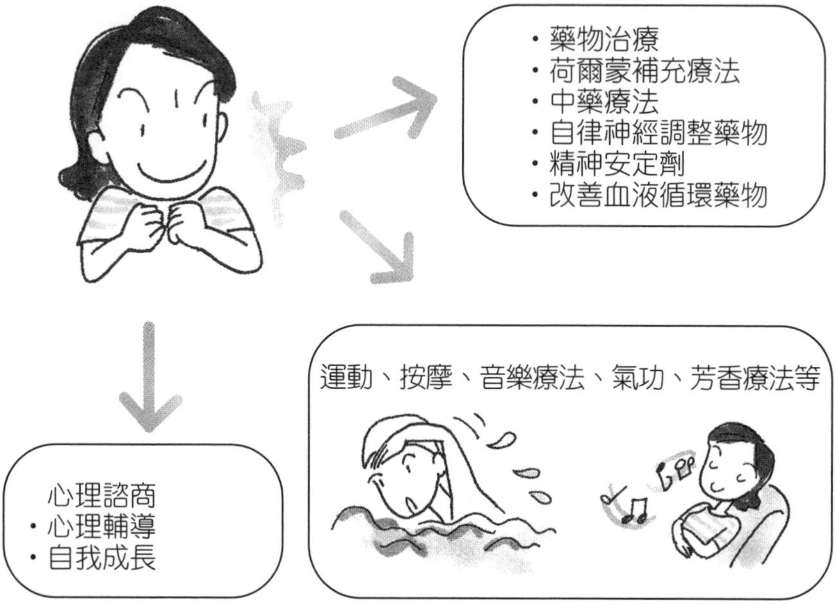

改找專家面談，才釐清糾纏不清的線索。經由醫師處方的精神安定劑等精神藥物，很多時候都很有效，而且副作用少，所以請不要排斥到心智科就診。

請依照症狀服藥或運動

因更年期的自律神經失調所引起的症狀，可藉由服用自律神經調整藥改善。至於肩痠痛，不少時候是服用擴張末梢血管的藥即可。再者像皮膚粗糙，可補充維他命E等。

進一步多運動，可使身心都變得輕鬆。學習按摩或氣功，也都有效果。

另外，欣賞自己喜愛的音樂，或進行芳香療法，最新美容療法等，均可穩定情緒。

荷爾蒙補充療法是什麼？

補充女性荷爾蒙，調整身體急劇的變化

大多數的更年期症狀，都是因為女性荷爾蒙分泌急劇降低，或不平衡所造成。更年期障礙，可說是女性身體趕不上內分泌環境的急劇變化，而發出求救的狀態。

荷爾蒙補充療法，是盡量緩和這些症狀的治療方式。具體來說，是使用注射或服藥等方式，近來還有皮膚貼膏等，以補充逐漸減少的女性荷爾蒙。

由於是荷爾蒙（Hormone）補充（Replacement）療法（Therapy），因此簡稱為ＨＲＴ。

是否有熱潮紅或盜汗，為治療的基準

接受荷爾蒙補充療法前，首先要確認更年期的症狀是否「因雌性荷爾蒙減少」所引起。

以血液檢查調查女性荷爾蒙的狀態是最確實的，凡是經驗豐富的婦科，醫師一定會診察和問診。

包括熱潮紅、盜汗、心跳加快、心悸、畏寒、失眠等症狀，而且又年過四〇歲，大概可判斷為更年期障礙，並嘗試進行荷爾蒙補充療法。

有時像熱潮紅、失眠等症狀，過大約一週就會戲劇性的痊癒。若持續二週治療，仍然效果不彰時，就要懷疑是心理性的病症，或者有否其他的疾病。

荷爾蒙藥，一般使用須維持一週至一個月左右。最初大多嘗試結合型雌性荷爾蒙（Premarin

等），處方則會因人而異。

持續二週觀察過程，萬一期間有什麼異常，要立即向醫師報告，考慮對策。

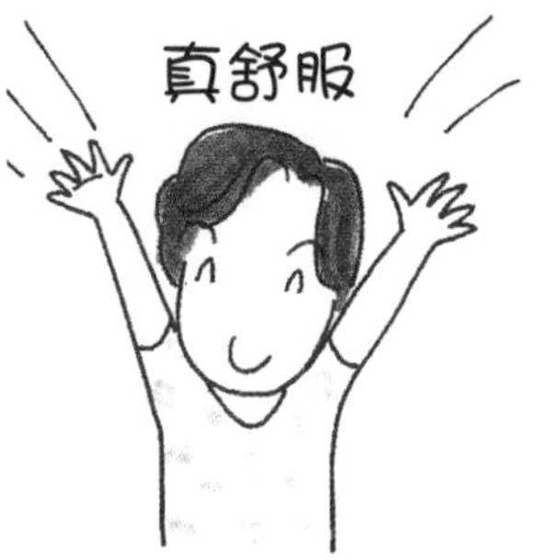

熱潮紅、肩痠痛、頭暈目眩通通消失了 !?

荷爾蒙療法可改善多數症狀

荷爾蒙補充療法的一大特色，是可概括減輕更年期出現的多數症狀。

例如有些患者是肩痠痛就看骨外科，頭暈看耳鼻喉科，心悸看內科，要跑好幾個門診接受治療，有一次到婦科受診，結果用了荷爾蒙補充療法，一次解決所有症狀。

有人認為，荷爾蒙補充療法在精神性症狀上根本毫無效果可言。但事實上有病例顯示，原本情緒低落的患者，採取雌性荷爾蒙療法，心情竟然豁然開朗。

凡是荷爾蒙補充療法不盡理想的部分，可併用中藥或自律神經調整藥，或心理諮商、心理輔導等，可漸漸改善症狀。

可是並非每一個人均可接受荷爾蒙補充療法，此方法多少會有副作用，所以要持續使用此方法時，務必詳細做過荷爾蒙檢查。

荷爾蒙補充療法

對哪些更年期症狀有效呢？

對熱潮紅的效果最大

荷爾蒙補充療法對和雌性荷爾蒙有關的一切症狀都有效果。

尤其是熱潮紅、心悸等末梢血管的症狀，很多時候，也對因這些症狀所引起的失眠、心焦或憂鬱等神經系統的症狀有效。

皮膚會隨著年齡增長而漸漸失去光澤或彈性，雌性荷爾蒙更攸關保持皮膚年輕。荷爾蒙補充療法雖無法使黑斑或皺紋消失，但可以維持皮膚的光澤、滋潤。

雖然滿頭大汗，皮膚卻乾燥，背部或腳部發癢，這都是更年期容易出現的症狀。對於這些症狀，荷爾蒙補充療法可發揮效果。

陰道或外陰等性器官，受雌性荷爾蒙影響很大。所以陰道或外陰的搔癢，使用雌性荷爾蒙製劑十分有效。若使陰道黏膜潤滑的白帶量減少，使性交疼痛，荷爾蒙補充療法也是有效的治療法。

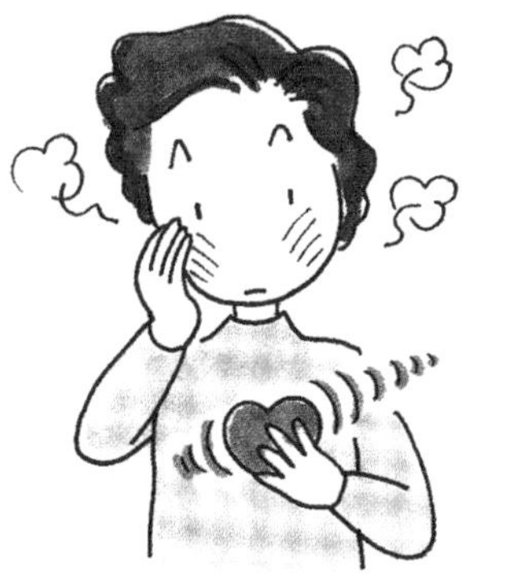
對熱潮紅和心悸
同樣有效

一般對肩頸痠痛或腰痛無效

荷爾蒙補充療法亦非萬能，尤其對心理壓力沈重的患者很難產生效果。憂鬱症、不安、心焦等種種症狀陸續發生時，須接受心智科的治療。

●荷爾蒙補充療法的效果（消失或減輕）

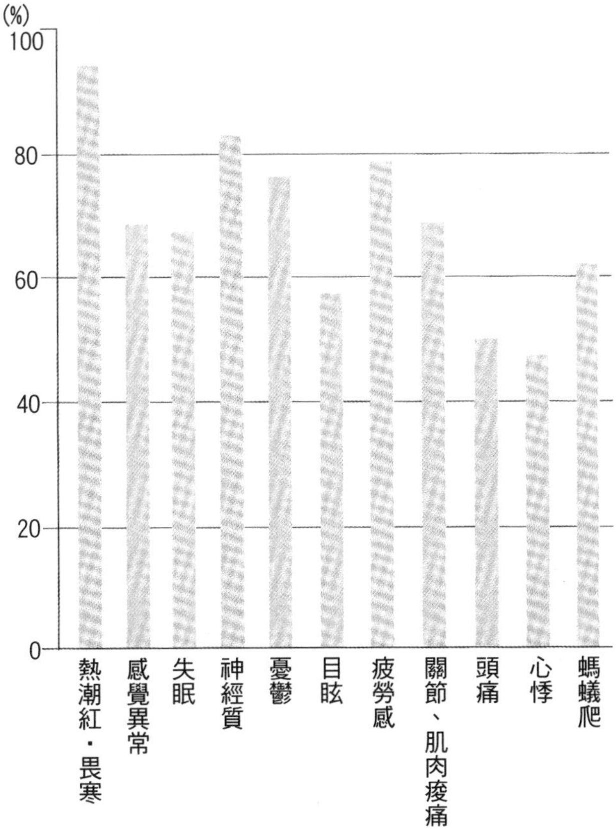

有不少病例顯示，包括肩頸痠痛、腰痛或膝蓋痛等，是因長年生活習慣或年齡增長所引起，且伴隨骨的變性，才使荷爾蒙補充療法無效。至於頻尿、殘尿感、尿失禁等效果因人而異。

醫師信箱

高齡者有效嗎？

Q 聽我六〇歲的姊姊說，她的外陰部又癢又痛。像這樣更年期已經結束的人，使用荷爾蒙補充療法有效嗎？

A 雌性荷爾蒙欠缺時，難免會使陰道、外陰容易發癢，進而引起發炎，稱為萎縮性陰道炎、萎縮性外陰炎。年長女性很容易發生這樣的症狀，因此採取荷爾蒙補充療法會很有效。這時可搭配雌性荷爾蒙或黃體素。

如果自己判斷而擅自塗藥，有可能會使症狀更加惡化。所以必須接受婦科診察，請醫師開立處方有塗劑的藥品。

醫師信箱

停經前是否可接受治療？

Q 今年我已四十三歲。最近突然出現熱潮紅、夜間盜汗等現象。月經還算順，不知可否接受ＨＲＴ呢？

A 就妳所說身體熱潮紅或盜汗，我想可能是更年期障礙。更年期的初期，可能會縮短月經的週期，但不一定一開始月經就會不順。所以要是症狀讓妳很難受，不妨嘗試荷爾蒙補充療法。

在進行荷爾蒙補充療法時，務必先檢查有否婦科疾病或肝機能障礙等，做婦科內診，一定要接受全面的健康檢查。

荷爾蒙補充療法

對骨質疏鬆、高血脂有效

補充雌性荷爾蒙可增加骨質

和男性相比，女性的骨質本來就少，又在哺乳的情況下，使骨質更加減少。

雌性荷爾蒙能夠促進骨骼形成。從停經前後，雌性荷爾蒙便出現急速減少的現象，骨質也因而急速減少。尤其在停經後十年，是骨質急速減少的時期，所以若說更年期的女性，每一位都有骨質疏鬆症的危險因子，一點也不為過。

一般而言，骨質是隨著年齡增長而減少，例如八〇歲的女性，約七〇％都有骨質疏鬆症。

以雌性荷爾蒙治療骨質疏鬆症

荷爾蒙補充療法再度受到矚目的原因，主要是此療法對骨質疏鬆症的治療具有很大效果。

聽說雌性荷爾蒙的單獨療法，對發生骨折的危險率可降低約二五％。尤其手腕骨折的危險率，可降低約五〇％。

在日本，對骨質疏鬆症的治療已廣泛使用雌三醇（Estriol），屬於雌性荷爾蒙的一種，但作用較弱。

在外國，引進荷爾蒙補充療法來預防骨質疏鬆症的例子大增，各國都提倡骨質疏鬆症的預防性治療。

有減少壞膽固醇的效果

雌性荷爾蒙，在血液中可以防止壞膽固醇ＬＤＬ。相對的，可促合成好膽固醇ＨＤＬ。對血

●以荷爾蒙補充療法改善高血脂症

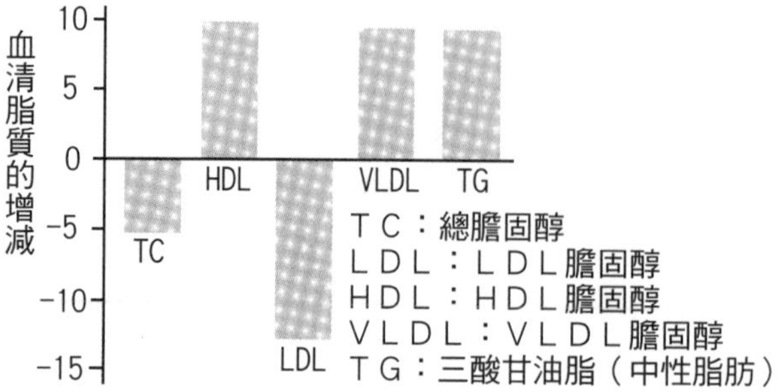

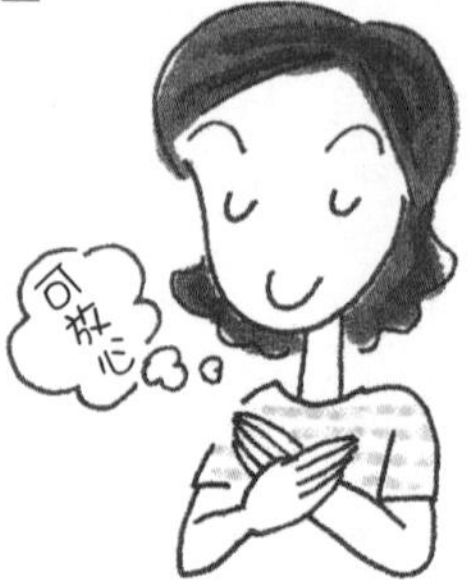

（摘要自Lobo RA：J Clin Endocrinol Metab73,673,1991）

管壁也具有安定血壓的效果。

例如以動脈硬化為因的心肌梗塞或腦栓塞，在五〇歲左右，是以男性居多。但到六〇歲左右，心肌梗塞是女性和男性同比率。由此可見，停經與年齡增長同是動脈硬化的危險因子之一。

很多人在三〇歲時，膽固醇質仍在基準值內，但過了更年期，膽固醇值便突然往上攀升。此時實施荷爾蒙補充療法，可以降低膽固醇值。

高血脂症，會受到長年生活習慣或體質性的影響，但在此時期，若能早期發現治療，其後就更容易控制病情。

根據推測，持續接受雌性荷爾蒙療法，即可降低心肌梗塞或狹心症等疾病的發作率約三五%左右。

能夠延緩輕度癡呆症惡化

一般認為，雌性荷爾蒙可有效抑制輕度阿茲海默型癡呆症的惡化。

根據日本研究報告，輕度的癡呆症患者使用雌性荷爾蒙而改善智能機能，有這樣的病例。

因此，在此方面的研究成果指日可待。

荷爾蒙補充療法

有癌症的副作用嗎？

單獨使用雌性荷爾蒙，會增高子宮內膜癌的風險

許多人擔心荷爾蒙補充療法會致癌。

的確，雌性荷爾蒙具有讓子宮內膜增殖，為子宮內膜提供癌症發育場所的作用。一般咸認，若長達十～二十年長期使用雌性荷爾蒙，則子宮內膜癌的發症率會比完全不使用的人多約八倍左右。

子宮內膜癌是容易治療的疾病。所以遇到需長期使用荷爾蒙補充療法的情況，一定要定期檢查癌症，才能早期發現早期治療。事實上，因為補充雌性荷爾蒙，而造成子宮內膜癌死亡的危險率並未大量增加。

黃體素可減少子宮內膜癌

最近的荷爾蒙補充療法，會在雌性荷爾蒙上併用黃體素。黃體素在排卵後可剝離子宮內膜排除經血，因此能使在子宮內膜發症的癌細胞不易發育。所以在雌性荷爾蒙中併用黃體素的方法，反而可以抑制子宮內膜癌的發作。

荷爾蒙補充療法有各種方法。例如使用雌性荷爾蒙時常併用黃體素使子宮內膜剝離，以防止癌症發生。更年期障礙或萎縮性陰道炎的治療，是限定於短期間使用，所以更不容易發生子宮內膜癌。而作用較弱的雌三醇製劑，縱然相當長時間單獨使用，也不會使癌症發生。

引發乳癌的比率不高？

荷爾蒙補充療法對乳癌的影響，尚無一致的資料。

會發生乳癌的乳房組織，會因雌性荷爾蒙而增殖，所以無法否認荷爾蒙補充療法會致癌的危險性。若雌性荷爾蒙的使用年限不滿五年，則幾乎不會造成影響。但若換成十～二十年長期使用者，比起不使用補充療法的人，大約會增高二五％左右的危險率。

經過定期檢查，若有問題還是可以早期發現早期治療。

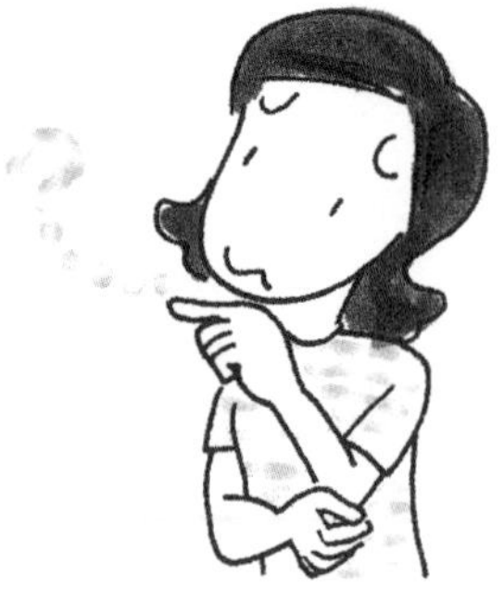

癌症的危險率雖升高，
但只要定期檢診即可早期治療。

●荷爾蒙補充療法的主要副作用

雌性荷爾蒙	黃體素
乳房脹痛	噁心・嘔吐
不正常出血	食慾不振
噁心・嘔吐	頭痛
頭痛	急躁
水腫	憂鬱
肝功能異常	

有出血，但不會懷孕

荷爾蒙補充療法和子宮頸癌或其他癌症的發症並無關聯。

荷爾蒙補充療法，或多或少也有一些其他的副作用。例如使用黃體素，有時會引起月經般的出血，稱為撤回性出血，尤其是停經前後的女性更容易出血。這不是月經，所以不會懷孕。如果改採連續投藥法，經過半年左右就不再出血。

由此可知，荷爾蒙療法造成乳房的脹痛，經過半年左右就會消失。

荷爾蒙補充療法

怎樣的人不適合？

有乳癌或血栓症狀絕對要避免

荷爾蒙補充療法的適應性因人而異。絕對要避免的是罹患和雌性荷爾蒙相關疾病的人。

例如，雌性荷爾蒙會使子宮內膜癌或乳癌的癌細胞增殖。所以這一類疾病者，或曾經有過這一類疾病者，絕對要避免。

因為癌症很容易復發，所以治療中不可欠缺定期檢診。但有些病例顯示，子宮內膜癌痊癒者，同樣可以接受荷爾蒙補充療法。

雌性荷爾蒙具有使血栓增生的作用。所以有血栓症或栓塞症者務必要避免。

此外，若有不明原因的不正常出血，就一定要避免。

荷爾蒙藥物會增加肝臟的負擔，所以有嚴重肝病患者要避免。

另外心臟病或腎臟病、水腫嚴重者均須避免。

子宮內膜異位或子宮肌瘤則視情況而定

子宮內膜異位或子宮肌瘤，有很多病例是隨著接近停經期而減輕。但若投與雌性荷爾蒙，病情有時會再復發，因此能否採取荷爾蒙補充療法，端看症狀而定。

即使要進行，也要嚴格管理避免症狀惡化。乳房的疾病或腦下垂體腫瘤很容易受到雌性荷爾蒙影響，所以不值得嘗試。而高血壓或糖尿病患者要更加注意。尤其雌性荷爾蒙會影響糖代謝，黃體素會助長其變化。必須服用

不適合進行荷爾蒙補充療法的情況

絕對禁止
- 子宮內膜癌患者及疑似者
- 乳癌患者及疑似者或曾罹患者
- 有過血栓症、塞栓症
- 嚴重肝功能障礙者
- 原因不明的不正常陰道出血者
- 嚴重心臟病、腎臟病者

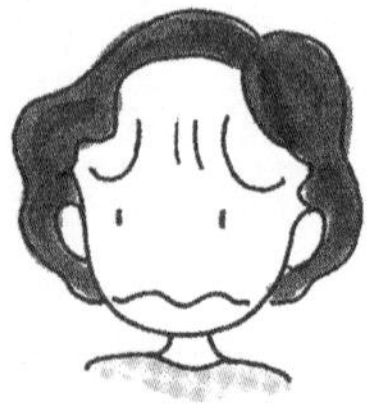

盡量避免
- 曾患子宮肌瘤、子宮內膜異位、乳房疾病者
- 曾患腦下垂體腫瘤者
- 高血壓、脂質代謝障礙患者
- 進行胰島素治療的糖尿病患者

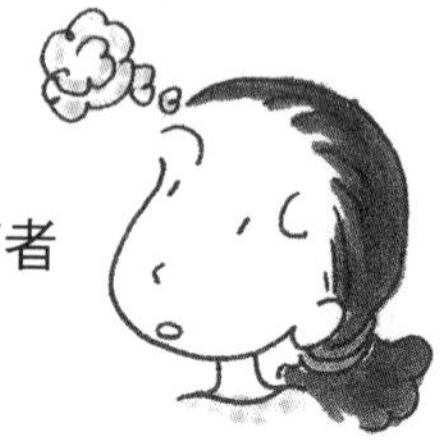

小心使用
- 膽結石
- 偏頭痛
- 老菸槍
- 重度肥胖

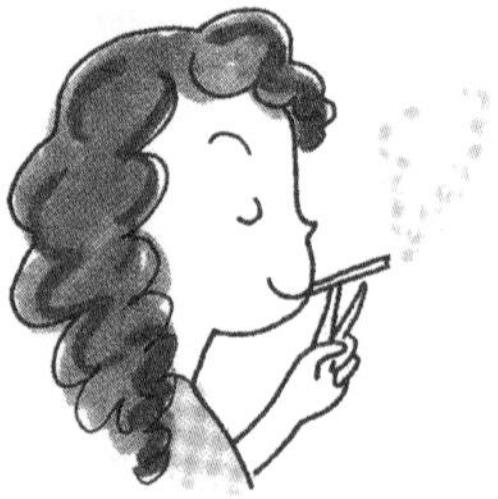

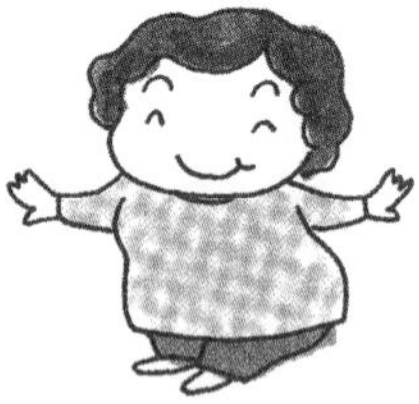

（以上是大致的標準，實際要依症狀的程度等而異）

或注射胰島素的糖尿病患者，更要相當慎重。

老菸槍、偏頭痛者要小心使用

雌性荷爾蒙會提高肝臟的排泄機能，肥胖的女性容易產生膽結石。若有此情況，可考慮採取對肝臟負擔少的皮膚貼劑等方法。

根據資料顯示，一日抽二十支菸以上的老菸槍，服用口服避孕藥會使動脈硬化惡化，因此採用荷爾蒙補充療法須特別注意。若有偏頭痛宿疾，嚴重到要時常服用頭痛藥，用荷爾蒙補充療法有時會使頭痛更加嚴重。

荷爾蒙補充療法

藥物種類和使用方式

治療藥物的兩大成份均為荷爾蒙製劑

治療更年期障礙所使用的荷爾蒙藥，包括雌性荷爾蒙製劑（以下製劑二字省略）以及黃體素。在這些荷爾蒙補充療法中，最常見的是，雌性荷爾蒙和黃體素混合的使用。

劑型則是以錠劑的內服藥居多，也有注射或插入陰道的陰道錠。另外還有皮膚貼劑使此藥的使用更方便。

至於使用的藥物種類和劑型，會因患者的年齡或症狀而異。以下說明主要的荷爾蒙藥物。

雌性荷爾蒙製劑是荷爾蒙補充療法的主角

雌性荷爾蒙製劑中最常使用的是結合型雌性荷爾蒙、雌三醇、雌二醇共三種。

這三種都可單獨使用，成為荷爾蒙補充療法的中心主角。

●結合型雌性荷爾蒙

原料採自懷孕母馬的尿液，是天然的雌性荷爾蒙。以雌酮為主體，含有雌二醇的雌性荷爾蒙複合體。

在日本，因此藥效佳而常被使用於萎縮性陰道炎等，有時服用一週左右即可痊癒。

由於還具有使子宮內膜增殖的作用，因此有時會出血。這是屬於撤消出血，不必太擔心。若擔心則不要連續使用。

●雌三醇

取自山藥根的成分合成，

對子宮內膜的作用弱，所以有時可以單獨使用。包括出血等的副作用少，但缺點是效果比結合型雌性荷爾蒙略遜一籌。對頻尿等症狀的效果頗佳，所以症狀輕者時常使用此藥物。

另外，也被當作骨質疏鬆症的治療藥來使用。

●17β－雌二醇

把屬於雌性荷爾蒙之一的雌二醇泡在酒精中，可製成皮膚貼劑。

可貼在下腹部或背部，從皮膚吸收成分，並浸透於血液中。和口服藥不同，不容易引起胃腸障礙或肝機能障礙，所以很適合給對口服藥容易噁心，或容易引起肝機能障礙者使用。

二日換一次藥即可，但有時也會過敏起疹。

現在，已開發和黃體素混合劑的皮膚貼劑，預料將來會更方便使用。

黃體素和雌性荷爾蒙併用

黃體素和雌性荷爾蒙併用的情況很多。在日本，天然的黃體素只有注射劑型式。

合成的錠劑，主要有醋酸甲羥孕酮（ＭＰＡ）以及19－去甲－17－γ－乙炔睪酮兩個系統，兩者均有抑制子宮內膜增殖的作用，因此不容易引起子宮內膜癌。

有時在服用期間結束，會有陰道出血現象，但這不必擔心。這是撤消性出血，是透過此藥剝開經過雌性荷爾蒙作用增殖的子宮內膜。

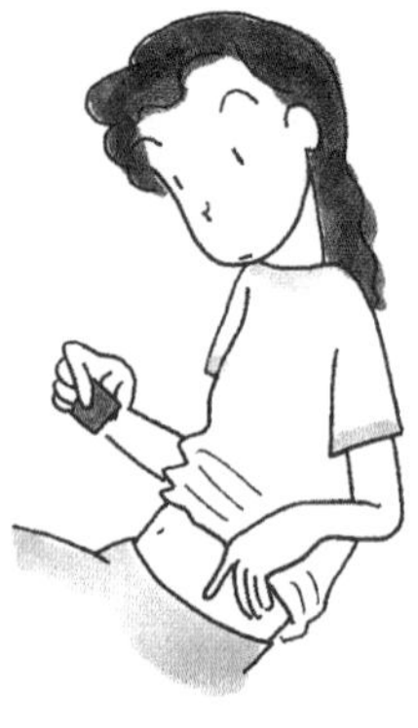

皮膚貼劑的類型

使用方式是因人與症狀而異

現在，一般採行的荷爾蒙補

荷爾蒙補充療法的主要使用方式

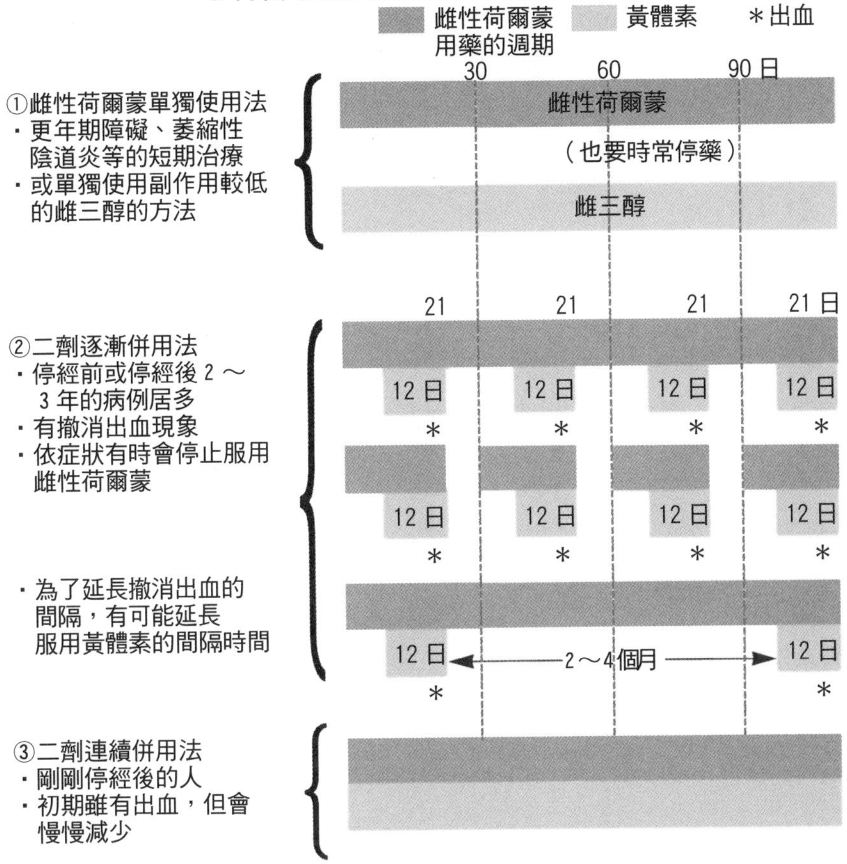
雌性荷爾蒙
黃體素
＊出血
用藥的週期
30
60
90 日
①雌性荷爾蒙單獨使用法
・更年期障礙、萎縮性陰道炎等的短期治療
・或單獨使用副作用較低的雌三醇的方法
雌性荷爾蒙
（也要時常停藥）
雌三醇
21
21
21
21 日
②二劑逐漸併用法
・停經前或停經後 2 ～ 3 年的病例居多
・有撤消出血現象
・依症狀有時會停止服用雌性荷爾蒙
12 日
＊
・為了延長撤消出血的間隔，有可能延長服用黃體素的間隔時間
2 ～ 4 個月
③二劑連續併用法
・剛剛停經後的人
・初期雖有出血，但會慢慢減少

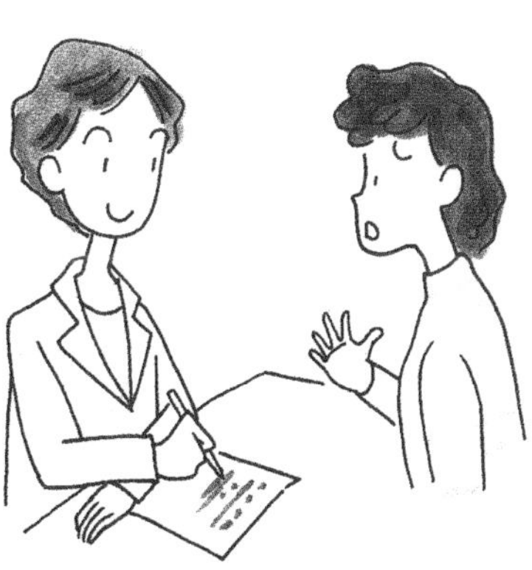
使用法因人與症狀而異

充療法，是併用雌性荷爾蒙和黃體素的方法。這是對單獨使用雌性荷爾蒙會使子宮內膜癌發生率升高的反省做法。

現在有時則是單獨使用雌性荷爾蒙。尤其是結合型雌性荷爾蒙平價、效果高，因此有些患者會找婦科醫師診察，考慮藥的效果和對子宮內膜的影響再使用。

雌性荷爾蒙單獨使用法

結合型雌性荷爾蒙時常會被使用。大多是嘗試來治療更年期障礙，或萎縮性陰道炎等更年期或停經後症狀轉強時，被當作短期性治療來使用。

此藥對子宮內膜和乳房的作用強，所以適合已切除子宮者。

單獨服用雌性荷爾蒙雌三醇，幾乎不見致癌性的報告或不正常陰道出血。由此可見，雌三醇的作用較穩定，適合長期使用。

二劑逐漸併用法

在雌性荷爾蒙的治療中併用黃體素，可使子宮內膜癌不易發生，又可產生雌性荷爾蒙效果。舉例來說，可採取以下三種服用方式。

一、連續服用雌性荷爾蒙，再於後半段約十二日左右（十～十四日）同時併用黃體素。

二、先服用雌性荷爾蒙二十一日左右，後半的十二日再同時服用黃體素。

三、服用雌性荷爾蒙二十一日，再停藥七日左右。

後二種方法是為了避免接近停經前的女性荷爾蒙分泌。等到黃體素的服用結束時，會出現如月經般的出血。適合正處於停經前或停經後不久，對出血不會以為苦的人。

連續服用雌性荷爾蒙，再每隔二～四個月服用黃體素，此法可延長出血的間隔。

二劑連續併用法

和逐漸併用法相同，須併用黃體素，使子宮內膜癌不易發生。每日服用雌性荷爾蒙和黃體素，可盡量避免出血。

服用之初，會常有出血的情形，但不久子宮內膜會在黃體素的作用下萎縮，因此一年以內幾乎不再出血。

若連續出血 即須檢查

因二劑併用所發生的出血稱

為撤消性出血，這不會造成懷孕。出血期間大多是二～三日，但有時會連續不斷，須調整藥量或服用時間。若調整期間還是不斷出血，則須考慮可能有其他原因，須進一步做檢查。

服藥後若較容易出現肝機能障礙，就要停掉雌性荷爾蒙，不妨改用皮膚貼片。

如果更年期的症狀很明顯，可注射包括雌性荷爾蒙和黃體素的合劑，一針打下去，大多立即生效。所以，若病人想盡早消除症狀，可使用此法。

更年期治療必要的檢診

◆每次診察
問診（症狀、出血狀態）
診察（血壓等）

◆每隔 6 個月
體重、身高
內診
血液檢查（肝機能、脂質、電解質）
乳房觸診
子宮內膜癌檢查
皮膚觀察

◆每隔 1 年
一般血液檢查、尿檢查
子宮癌檢查（含子宮頸癌檢查）
糞便潛血檢查
空腹血糖
出血凝固系檢查

◆盡量每隔 1 ～ 2 年
甲狀腺機能檢查
心電圖檢查
胸部X光檢查
骨質測量
上腹部・骨盤腔超音波掃描

定期檢診才能早期發現疾病

使用藥物時，我們必須把藥的作用和副作用放在秤上斟酌。如果是長期使用，就要進行如上表的檢查。

子宮頸癌不是因雌性荷爾蒙所造成，不過一般的癌症檢查仍須定期進行。比如乳癌，應一個月進行一次自我檢查，一年則是一～二次由專家檢查。

這些檢查是更年期健康管理的一環，可檢查副作用，趁早發現各種疾病，兼具兩者優點。

荷爾蒙補充療法使用的藥物

種　　類	一般名（成分）	商品名	劑型
雌性荷爾蒙	結合型雌性荷爾蒙	Premalin Romeda	口服錠
	17β-雌二醇	Estradarm TTS	皮膚貼劑
	雌三醇	Estoril Holin	口服錠
黃體素	甲羥醋酸 孕酮	Probera Hislon	口服錠
	19-去甲-17-α-乙炔睪酮	Noalten Primolt	口服錠

荷爾蒙補充療法

服藥的注意事項

忘了服藥容易造成子宮出血

荷爾蒙補充療法，依症狀不同，有人只服用一週左右就戲劇性的好轉。

可是，此藥不同於一般頭痛藥，要是中途停止服藥，病況會再回復原狀。所以，務必一定期間連續服藥才有效。

若要停止服藥，一定要注意觀察症狀的變化，而且要找醫師做定期檢查。

有時忘了吃藥，會引起子宮出血，所以，務必確實遵守服藥時間和服用量。

服用藥物請告知醫師

如果和其他藥物一起服用，很可能會減低荷爾蒙藥物的效果，甚至有可能使效果放大或減低。

所以，在服藥上務必據實向醫師報告。若有看內科等其他科時，也要向醫師報告正在服用的荷爾蒙藥物。

例如感冒時所使用的抗生素，若與荷爾蒙藥物合用，多少會降低抗生素的效果。所以，二者的服用時間最好要分開。

觀察服藥情形，向醫師詢問再決定

女性的心裡可能都會很在意一件事，就是荷爾蒙補充療法要持續多久呢？一般病例顯示，大多要觀察二～三個月或半年。如果只是要改善更年期症狀，那這種程度就足夠了。

但遇到持續半年仍不見症狀

改善時，就要考慮改採中藥或自律神經調整藥、心理諮商等。

如果病況漸漸獲得改善，但一旦停藥又會疼痛難耐，也可以繼續服藥。

最重要的是，以本人的自覺症狀為主。所以，可以找醫師詢問再決定。

一旦決定停藥，但卻再度出現症狀，也要考慮重新服藥。例如，過了更年期之後又得了萎縮性陰道炎，造成性交痛嚴重，嚴格來說這不是更年期障礙，不過採行荷爾蒙補充療法一樣可以治癒。同理，尿失禁採行荷爾蒙補充療法也會有效。

治療骨質疏鬆症需時十年

即使更年期症狀已獲得改善，但如果骨質降低，或膽固醇上升，則應繼續治療為最理想。

如果膽固醇質高達三〇〇mg/dl 以上，有可能原因不只是欠缺雌性荷爾蒙而已。

所以，有時可以改往內科專科醫師看診，並開立處方降低膽固醇的藥。同時，併用荷爾蒙藥可使效果更佳。

如果是以治療骨質疏鬆症或高血脂症為主要目的，服用期間是數年至十數年。

醫師信箱

每位女性都擔心的副作用

Q 我的心情現在很複雜，一方面想嘗試荷爾蒙補充療法，但又擔心不敢嘗試。因為副作用讓我猶豫不決。

A 雖不敢斷定此療法無致癌的可能性，但另一方面，只要透過定期性檢診，即可早期發現癌症。考慮骨質疏鬆症或高血脂症的對策，以及萎縮性陰道炎等的治療效果，在後半生的歲月裡要如何度過，完全看本人的意願而定。

曾有病例是改用其他治療方法，所以務必冷靜判斷，深思熟慮後再選擇治療法。凡有擔心的也不必杞人憂天，只需找主治醫師詢問即可解決。

中醫療法

改善整體狀況

自然而然 緩和症狀

因年齡增長，卵巢機能降低造成的更年期症狀，每個人遲早都會經驗。荷爾蒙補充療法，一方面某種程度補充急速減少的女性荷爾蒙，另一方面可應付身體的劇烈變化。

相對的，中藥療法則是採用「預防勝於治療」的方式，在年齡增長的自然過程中，事先預防痛苦的症狀。由此可見，中藥療法並非補充荷爾蒙，而是協助身體習慣荷爾蒙減少的狀態。

例如，熱潮紅或盜汗可說是身體奮而抵抗荷爾蒙急遽減少的狀態。中藥療法則是一邊安撫身體，一邊穩定身體狀態的治療法。

綜合觀察 體格、體質、症狀

中藥療法根據長年歲月的經驗，配合個人體質，調和各種生藥，以改善症狀。

一方面以西方醫學探究原因，捉出病灶；另一方面，以中藥療法調整體檢中不易發覺的機能性變化。

更年期的卵巢本身雖無異常，是由於機能降低才出現症狀。這個領域正是中醫最擅長的。

在更年期症狀中常見的病例情形是，採行荷爾蒙補充療法，但不見所有的症狀獲得改善，結果使患者覺得身體狀況很不理想。

尤其若從年輕時期就有自律神經失調症的女性，往往連同中藥一併使用，就可改善全身的症狀。

無法使用荷爾蒙藥物的最佳治療法

想要使用中藥療法的人，許多都對補充荷爾蒙有抗拒感。當然，如果症狀在服用中藥後獲得改善，就沒必要一定要採取荷爾蒙補充療法。

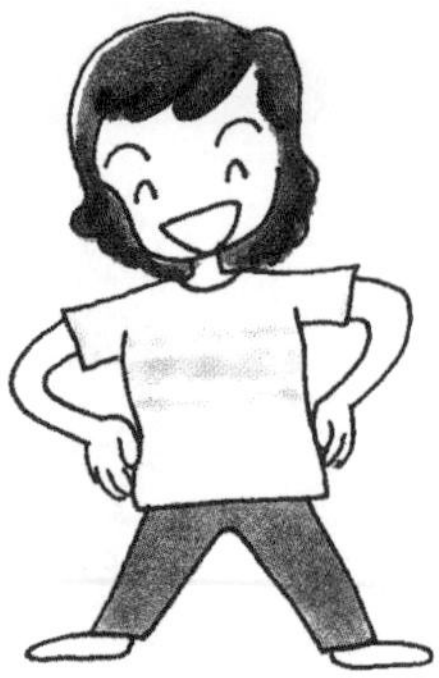

中藥可輔助更年期症狀的治療

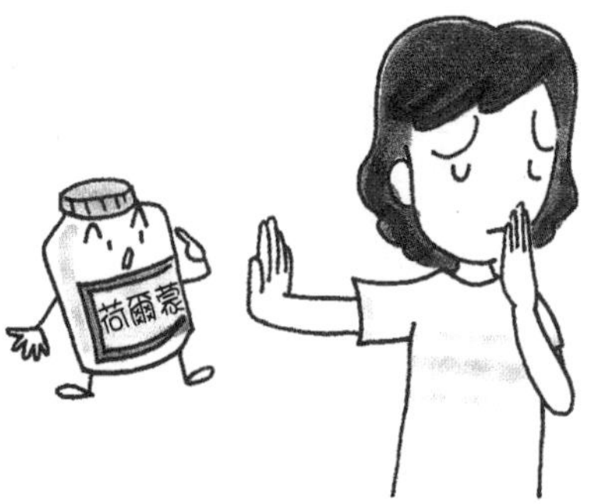

即使無法使用荷爾蒙藥物，也不要輕言放棄治療

但無論如何，還是一定要接受健康檢查，查看是否有隱藏重大的疾病，這可說是一個不可或缺的重要手續。

若因乳癌或血栓症等疾病，而無法接受荷爾蒙補充療法時，中藥便成為一大治療法。

若有子宮內膜異位或子宮肌瘤、膽石或偏頭痛等情況，可以交替使用中藥療法和荷爾蒙補充療法，甚至單獨使用中藥療法，都是可行的方式。

中醫療法

中藥處方服用的注意事項

中藥的當歸和桂枝，與女性荷爾蒙有很大關聯

中藥的特徵就是組合幾種生藥處方，可調整整體體質，改善症狀。

根據最近的現代醫學，生藥的藥理作用大致已被證明。例如調配當歸芍藥散的當歸，以及調配桂枝茯苓丸的桂枝，已被證明能有效改善因女性荷爾蒙所引起的症狀。

當歸是芹科當歸的根，可以改善上火或畏寒。桂枝是中國肉桂的枝和樹皮，具有改善血液循環的作用，可促進發汗、解熱。

依據症狀和表徵，調配中藥

中藥療法的診斷，首先是判斷個人的體格或面色、表情等，總稱為「證」。配合患者的證，以及出現的症狀，來調配生藥。

一般認為，體力虛弱、臉色

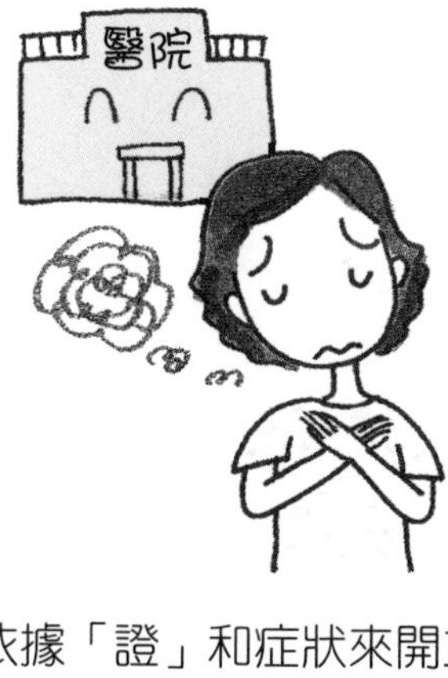

中藥依據「證」和症狀來開立處方

蒼白的人是虛證；體力充沛、血色紅潤的人是實證；中間的類型是中間證。一個人在一生中，證都有變化的可能，即使同一人亦無固定。

很多病例顯示，婦科醫師會觀察患者的情況，透過問診來判斷證。

若與證不吻合，就得不到效果，所以使用中藥一定要由醫師開立處方。先以西方醫學檢查是否有異常，再請中醫調配適合自己的生藥。

服用量可配合症狀做變更

中藥在空腹時最容易被吸收，所以飯前服用效果最好。但如果胃不好則可改在飯後服用。

一般標準的科學中藥處方，是一日三次一包，但若自覺症狀有所好轉，則可減量。

服藥以冷水或溫水為宜，但凡是藥名中有湯字的，以泡在熱一點的水中服用會更有效。

一般而言，中藥生效的步驟是漸進的。

感冒時所使用的葛根湯等，服用後五～十分鐘全身就會暖和起來，通常要持續服用二週左右，要是不見效果就要考慮換藥。

理論上，中藥的副作用較低，但偶爾也會引起肝機能障礙或胃腸障礙。

萬一在服藥後出現如胃下垂、疲勞感或其他令人擔心的症狀，請務必找醫師檢查。

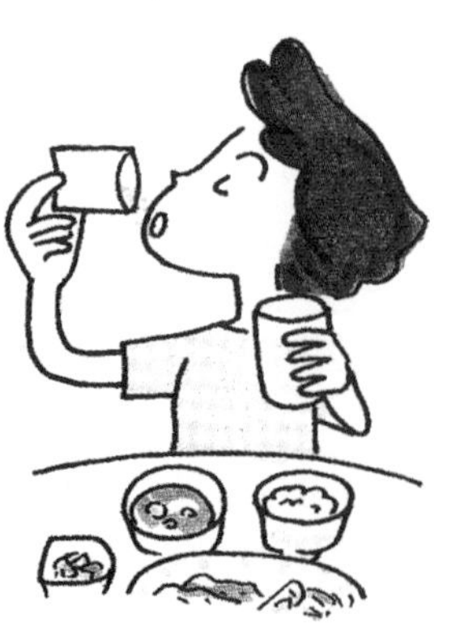

中藥要在飯前服用

中醫療法

常用的中藥及其作用

常用的當歸芍藥散和桂枝茯苓丸

以下是改善更年期症狀，最具代表性的中藥。其中當歸芍藥散、桂枝茯苓丸最常被使用。

當歸芍藥散

根據現代醫學，此藥被肯定具有壓抑子宮收縮，改善對子宮血液循環的作用。在中藥療法上，常被用於屬於虛證，會畏寒、氣血上火、血液循環不良者。芍藥具有消除肌肉疼痛等作用。

桂枝茯苓丸

此藥是調配桂枝、茯苓、芍藥、桃仁、牡丹皮而成。現代醫學已肯定，桂枝具有調整刺激卵巢荷爾蒙平衡的作用，茯苓被認為具有利尿作用，桃仁可抑制疼痛或發炎，牡丹皮對頭痛有效。

使用於屬於實證者的更年期種種症狀。

加味逍遙散

以當歸和牡丹皮調配而成。適合屬於虛證，對容易疲勞又有精神症狀者的各種症狀有效。

桃核承氣湯

屬於實證傾向，常便秘、肩痠痛、氣血上升、全身熱潮紅感。以桃仁、桂枝和大黃為主要處方。

溫經湯

屬於虛證傾向，容易疲勞、畏寒者。具有刺激腦下垂體黃體素分泌的作用。

更年期常使用的中藥

（有效的症狀・有效的程度是因人而異）

	發熱	多汗	畏寒	心悸	目眩	頭痛	失眠	憂鬱	焦躁	肩膀痠痛	疲累
當歸芍藥散	○	○	○		○	○				○	○
桂枝茯苓丸	○	○	○		○	○				○	
加味逍遙散	○	○	○		○	○	○	○	○	○	○
桃核承氣湯	○	○	○		○	○	○	○	○		
溫經湯	○	○	○								○
女神散	○	○	○	○	○	○	○	○		○	
葛根湯			○			○				○	
八味地黃丸			○								○

女神散

以上火、頭暈暈眩等症狀為主訴，症狀已有一段長時間者使用。

葛根湯

此藥具有暖和身體、消除身體緊張的作用。適合肩膀痠痛或頭痛者。

八味地黃丸

適用於中老年人畏寒、麻木感、夜間頻尿，或使用於萎縮性陰道炎。一般認為，可能對停經後的骨質疏鬆症有效。

● 桂枝加龍骨牡蠣湯

牡蠣是指蚵仔的貝殼，適用於精神不安或心悸者。此藥具有鎮定焦躁、穩定血壓的作用。有時可做暈眩或耳鳴處方。

● 大黃甘草湯

大黃可通便，甘草對胃痛有效，可消除咳嗽或痰。

● 補中益氣湯

對體力較差者有效，可補充體力。

醫師信箱

針灸、穴道療法有效嗎？

Q 聽說中醫的針灸對更年期障礙也有效。那麼，穴道和按摩如何呢？

A 聽說，針灸對肌肉骨骼系統的症狀或神經痛很有效果。不過，找值得信賴的專家治療為最重要。尤其是針的衛生消毒一定要周全，否則有時會成為B型肝炎或愛滋病的感染途徑，不可不慎。

灸法是利用熱的刺激治療疾病，對肩痠痛或畏寒性有效果。

至於穴道療法或按摩等，也可改善症狀，值得嘗試。

精神科治療

進行心理諮商

心理諮商的效果

更年期症狀中，出現不安或焦躁、憂鬱、失眠等心理症狀嚴重的情形頗多。

常見的頭痛或肩頸痠痛等，常是心理壓力所引起。症狀嚴重時，若只是採行荷爾蒙補充療法或中藥療法等服用藥物，很難使病情好轉。

若有狀況，有必要針對心理狀態做客觀性的評估。

最好找熟悉自己更年期症狀，肯花時間做諮詢的婦科醫師；但以現在醫療體制的實際情形來看，每個人得到的看診時間非常短，所以最好找一個門診人數較少的時段，或者到體制完整、肯花時間和患者相談的醫院。

到精神科受診可使病情好轉

一般而言可以先到婦科診察，再請醫師轉診給精神科。但許多人一提起到精神科受診，心理總是無法坦然釋懷。

可是，心理諮商就和身體治療一樣，專門的治療才有效。要是繼續進行外行的療法，難免會使症狀繼續惡化。

或可到兼辦心身醫療的內科做檢查

情緒不穩或壓力轉成身體症狀，稱為心身症，人體的症狀有很多是和心理相關聯。

在任何疾病的背後，都有可能隱藏心身症。自律神經失調、激燥性大腸症候群、胃・十二指腸潰瘍、氣喘、頭痛、神經性頻尿、異位性皮膚炎，以及更年期障礙，都屬於這一類的病例。所以經由藥物治療仍不見好轉時，可轉由心身症專門的心理諮商，或兼辦心身醫療的內科接受診察。

另外若甲狀腺機能障礙惡化，會導致不安感更嚴重、食慾減退、情緒不穩定。和男性相比，女性罹患甲狀腺疾病的比率較高，所以要先檢查甲狀腺。

在此時期常見的憂鬱症，可參考第149頁。

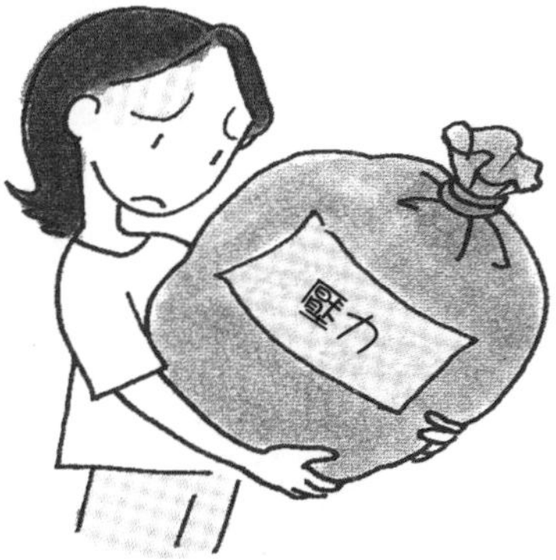

有時壓力會使症狀更嚴重

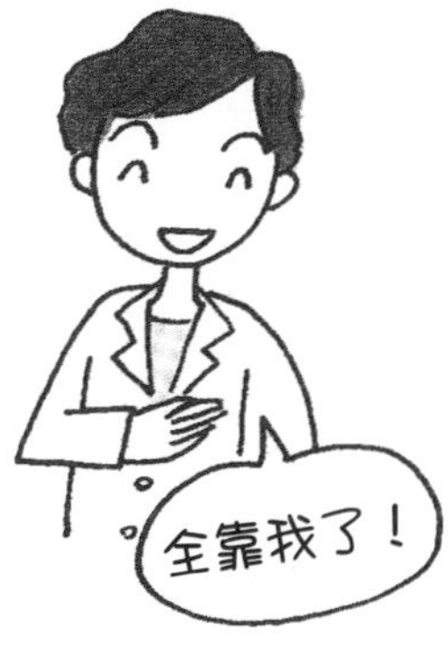

精神的症狀要找專家治療

醫師信箱

看精神科會讓人覺得羞愧嗎？

Q　看精神科會讓人覺得羞愧，覺得周遭的人總以異樣眼光看自己。是否有其他做治療的科別呢？

A　精神科是心理醫療的專家。心理症狀和身體症狀一樣，治療的捷徑，是接受專科醫師的治療，以客觀的角度觀察病情，早期發現症狀。

如果很介意精神科而不太願意前往，可和婦科家庭醫師諮商，寫轉診信。心理醫師可以和患者談話，但並不一定要開立處方藥劑。

精神科治療

服藥改善心理症狀

接受心理諮商、放鬆法等

心理諮商的種類眾多，有時是由臨床心理師來進行，有時則由精神科醫師進行。

接受心理諮商，經由專家引導，可客觀評估自己的心態。一旦找到掙脫瓶頸的方法，耳體狀況自然會好轉。

在歐美等地，遇到有壓力或者要整理自己情緒時，有不少人會找家庭臨床心理師或精神科醫師看診。

在心理諮商中，有一種技巧叫做「行動認知法」，是用一本筆記客觀觀察、記錄自己的精神動向，以尋找解決方式。也有透過訓練學習以自律訓練法為首的心理穩定法。

如果嘗試心理諮商卻不見效果，可由醫師判斷處方，使用藥物。

鎮定藥可緩和不安或緊張

若遇到心理不安、情緒低落或失眠等症狀嚴重，可使用微鎮定劑的精神安定劑，以緩和不安或緊張，並且有催眠與鬆弛肌肉的作用。若持續服用數日至一週左右，即可改善因不安所引起的心悸、盜汗或失眠等症狀，而可安心睡眠。

鎮定藥即使和荷爾蒙藥或中藥等一起服用，也不必擔心副作用。不過，有時和高血壓或心律不整藥所處方的β阻斷藥（β-Blockers），或一邊服藥一邊喝酒，會導致藥效過強。萬一有青光眼或重症肌無力症等，會使症狀更惡化。該藥具有催眠作用，服用後有時會不停搖擺或疲累，所以務必在夜間就寢前服用。

抗憂鬱藥 可恢復動力

遇到心理鬱悶、情緒低落、提不起勁做任何事時，服用抗憂鬱藥可使症狀好轉。

抗憂鬱藥的副作用一向很強，不可隨便使用，不過其中有一種叫做ＳＳＲＩ的藥，幾乎沒有什麼副作用。服藥後情緒會很快提高，所以時常被使用。

不可靠自己判斷 增減或終止用藥

不少人在服用精神科藥物後，唯恐副作用，在藥效發揮後便自我判斷終止服藥或減量。

萬一醫師不知患者如此的作為，會對患者的症狀開立超過處方必要的量。

自己判斷藥量，會有藥效過或不及的危險。專科醫師會考慮副作用，對患者做最有效的處方。所以，患者務必遵守處方的服藥方式。

至於主要的精神科藥物可參考下一頁圖表。

醫師信箱

何謂自律訓練法呢？

Q 聽說學習自律訓練法可作為壓力對策，但不知方法如何，效果如何呢？

A 自律訓練法，是靠自己的意識使心理安定的訓練法。

學會此方法的人，遇到令人難受的壓力或緊張時，可暗示自己，穩定情緒，使身體放鬆。

方法是，將呼吸放緩，把意識集中在手或足，暗示自己手腳已慢慢暖和起來並且慢慢變重。感興趣者可以購買專家指導的錄影帶來學習。

更年期障礙所使用的精神科相關藥劑

■自律神經調整

一般名稱	商品名稱
Tofisopam	Grandaxin
丙種谷維秦	Hiset、Oliver Grmma・Orset

■抗憂鬱

一般名稱	商品名稱
丙咪秦	Tophranil
Amitriptin	Triptanol
Sulbirid	Dogmatyl
SSRI	Rulox、 Tepromel

■鎮定

一般名稱	商品名稱
Oxazoram	Serenal
Chrothiaze-pam	Leese
Diazepam	Selcin、Horizon
Metazepam	Resmit
Ethyl-Loflazepate	Maylax
Etizoram	Depas

■末梢血管改善

一般名稱	商品名稱
Carzunogenase （循環系荷爾蒙）	Kalicrain Kalunacrin
煙酸 Tocophecol	Ubera Uberanicotinate
醋酸 （維生素E）	Ubera

■骨質疏鬆症治療（除了荷爾蒙藥物）

	一般名稱	商品名稱
維生素D	Alphacacidol	Alpharol Onealpha
	鈣丙糖	Rocaltorol
K	維生素 K_2	Gragey
降鈣素	酒降鈣素	Thermotomin Calcitoran
	Elcatomin	Elsitonin
	丁降鈣素	Calcital
I	Ipriflavon	Osten
鈣	乳酸鈣	乳酸鈣
	L-天冬氨酸鈣	天冬酸鈣

第4章

更年期常見疾病的預防和治療

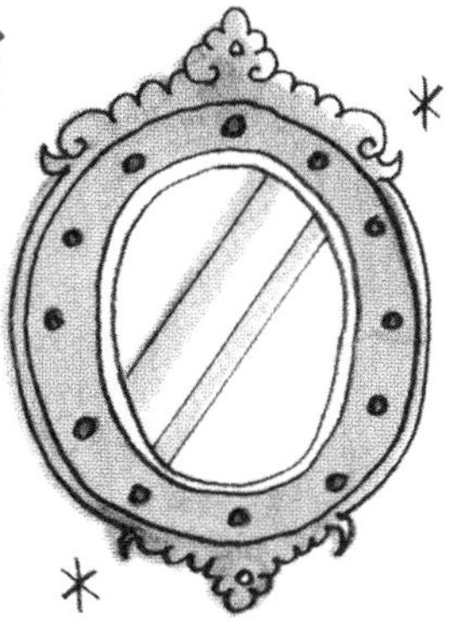

更年期要特別注意的疾病

年齡增長引起的疾病要早期發現

在此時期，容易引起高血壓或高血脂等生活習慣病，而且眼睛、耳朵、牙齒、骨骼或肌肉也會因年齡增長而發生變化。

這些疾病的初期，以不易出現自覺症狀為一大特徵。不少病例顯示，患者自以為是更年期障礙而接受醫師診察，經過詳細檢查，才發現是其他疾病。由此可見，更年期出現的症狀，也會成為發現其他疾病，進而治癒的契機。

容易與更年期障礙混淆的其他疾病

雌性荷爾蒙分泌減少，就會出現各種症狀。如左表所示的這些症狀，有很多會和其他疾病所引起的症狀混淆。所以，要是把此時期出現所有症狀全部歸為更年期的症狀，恐怕病都無法治好了。

所以若令人擔心的症狀持續不斷，甚至逐漸惡化時，就要提醒自己，其中可能潛伏某些疾病，請務必接受醫師治療。經由診察或檢查沒有異常，則可視為更年期障礙，緩和症狀進行治療即可。

容易與更年期症狀混淆的疾病

月經不順	子宮肌瘤、甲狀腺機能異常
不正常陰道出血	子宮內膜癌、子宮肌瘤、子宮內膜增生症
性交後的出血	子宮頸癌、子宮頸息肉、陰道炎、子宮頸糜爛
慢性頭痛	腦腫瘤、蜘蛛網膜下出血、甲狀腺異常、鼻・耳・牙齒的疾病
頭痛、頸或肩痠痛、目眩、耳鳴	高血壓、低血壓、眼睛疲勞、自律神經失調症
目眩、耳鳴、重聽	梅尼爾氏病、突發性重聽、中耳炎、腦梗塞、腦腫瘤
關節僵硬、手或肩・腰的疼痛	慢性關節風濕症、五十肩・四十肩、變形性脊椎症、骨質疏鬆症
手足麻痺	變形性脊椎症、腦部疾病
心悸、噁心	狹心症、心肌梗塞、心律不整、神經性心臟病
頻尿・殘尿感	膀胱炎、子宮肌瘤、子宮脫垂
口渴	糖尿病
食慾不振、胃不適	胃炎、消化性潰瘍、胃癌
反覆便秘或腹瀉	大腸息肉、大腸癌、激燥性大腸症候群
憂鬱	憂鬱症

必須每年接受定期健診

人的後半生，可說是以自己為重點來生活的時期。縱然發現疾病，也要進行萬全的治療，盡量調整身體狀況，過著充實的生活。

由此意義來看，從這個時期開始，無論有無更年期的症狀，都要定期接受健康檢查。例如子宮癌或乳癌、胃癌或大腸癌、肺癌等必須每年檢查一次。此外，很多醫院都有進行骨質的檢查或牙齒的健診。在此奉勸各位，要積極接受檢查。

尤其是荷爾蒙補充療法，萬一有其他疾病就不能採行。所以，一定要慎重觀察經過再決定實施與否。而定期健診的結果，對於擬定這些治療方針時非常有用。

所以到婦科受診時，要是先前有做過定期健診，請記得把檢查表拿給醫生看。

婦科

不正常陰道出血

【症狀・原因】

和月經無關的出血，稱為不正常出血或不正常性器出血。

在更年期，因荷爾蒙平衡紊亂引起出血的現象，稱為機能性出血。

更年期的機能性出血是正常現象，會自然消失，但仍不可小看，有時出血症狀是因為子宮或卵巢的疾病而引起。

包括子宮癌或子宮肌瘤、子宮內膜炎、子宮頸炎等，大多是因出血才被發現的疾病。

更年期容易發生萎縮性陰道炎，造成性交出血；但有時候會潛藏子宮頸炎或子宮頸息肉，甚至是子宮頸癌。

【對策・治療】

更年期因月經節奏紊亂，很難發現不正常出血。為此，須每年一次接受婦科檢查，外出時要隨身攜帶衛生棉，以防出血。

若是停經後出血，無論量多或少，一定要儘快接受婦科檢查。平常盡量穿著白色內褲，才能早期發現少量出血。

醫師信箱

更年期懷孕也會出血嗎？

Q **今年我已四〇歲。我的月經原本就不是很順，如今看到出血，不知是不是月經。如果懷孕也會出血嗎？**

A 到了更年期，月經間隔會拉長或月經量減少，但有時還是會引起排卵，所以仍有懷孕的可能性。

要是懷孕了，有時會在受精卵著床時出血，這很正常，不必擔心。

但這年齡的懷孕，流產的危險率很高。如果有可能懷孕，而且出血又腹痛，就要儘早到醫院檢查。另外，快接近停經期，但不想再懷孕，還是要好好避孕。

婦科

白帶

【症狀・原因】

一般熟齡女性會分泌透明、乳白色，無多大味道的白帶，是屬於正常現象。隨著年齡增長，陰道的自淨作用會降低，於是會稍微有顏色。沾在內褲乾燥後，會有一點黃。

白帶是從子宮排出的分泌液，以及從陰道壁剝落的老舊細胞。女性外陰部的前庭大腺會分泌黏液，其中滲有皮脂和汗液。月經結束內膜再生，也會分泌黏液。

接近排卵期，子宮頸黏膜會旺盛分泌黏液，使精子容易進入。這時期的黏液很像蛋白，呈些微混濁狀。

檢查陰道分泌物，可以了解女性荷爾蒙的狀態，有無癌症，是否懷孕等。

【對策・治療】

白帶的顏色是判斷疾病的重要資訊。因此請選擇白色的內褲，可便於判斷白帶的顏色。

萬一白帶有味道或顏色，或分泌量很多時，務必接受婦科診察。此時，務必保持原狀，切勿使用衛生棉吸取白帶才就診。

白帶相關疾病

很像白白的乳酪，有搔癢感。	黴菌性陰道炎
偏黃色，像化膿，有味道，有時會癢。	滴蟲陰道炎
帶黃色，有化膿感覺。	非特異性陰道炎、子宮頸炎
茶褐色或混血，有惡臭。	子宮肌瘤、子宮癌、子宮頸息肉、非特異性陰道炎、萎縮性陰道炎、滴蟲引起的子宮頸炎、忘了取出衛生棉條
有惡臭。	陰道炎、子宮頸炎、子宮頸癌、忘了取出衛生棉條

婦科

子宮肌瘤

【症狀・原因】

子宮的肌肉層或內膜長腫瘤時，月經量會增多，有時則會有嚴重的經痛。

此外，月經的日數增多，就容易罹患貧血。原因雖然不明，但大多認為是受到雌性荷爾蒙影響，肌瘤增大所致。

【診斷・治療】

子宮肌瘤是屬於良性的腫瘤，但務必進行內診、超音波檢查、血液檢查等。肌瘤遇到雌性荷爾蒙分泌減少，則會變小。所以症狀程度不一定，等待停經也是治療方法之一。但腫瘤過大，貧血或疼痛嚴重，就必須手術取出。若還可忍耐，則可使用點鼻藥、內服藥或注射以減輕症狀。

●子宮肌瘤的種類

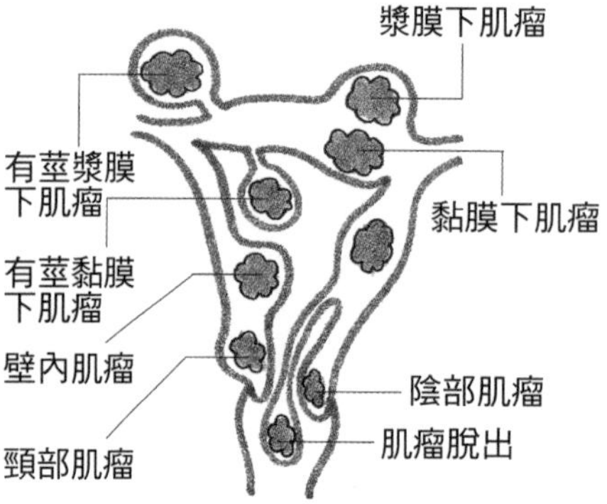

●更年期開始進行子宮肌瘤治療

- 肌瘤還小，尚可忍耐→觀察並等待停經
- 肌瘤變大，或症狀難耐→如果不再生小孩，可進行子宮全切除術
- 肌瘤變大，或症狀難耐→若想生小孩，則進行肌瘤切除術

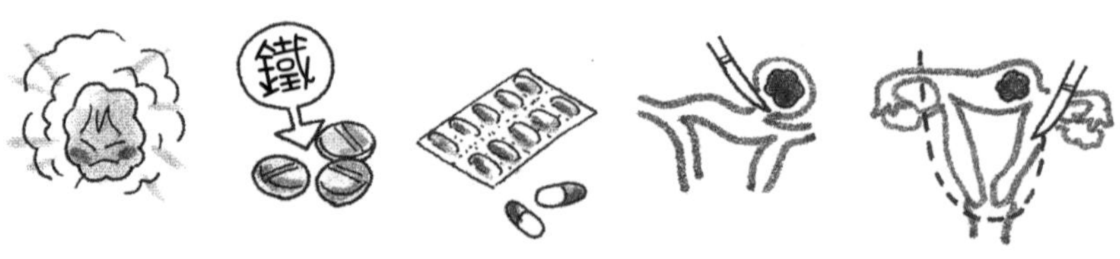

偽停經療法	鐵劑・飲食療法	鎮痛劑	肌瘤切除術	子宮全切除術
可緩和症狀	可改善貧血	治療月經痛	切取肌瘤	子宮全部取出

婦科

子宮內膜異位

【症狀・原因】

原來應該在子宮中的月經，卻發生在子宮外部，稱為子宮內膜異位。由於內膜組織在腹部四散，又遇到月經週期反覆增殖和剝離，使剝離的血液，因沒有排出口而淤積。所以，每次月經來時，腰痛、性交痛或月經痛就會更嚴重，也會引起便秘。

【診斷・治療】

經內診或從陰道進行超音波檢查、血液檢查大致可診斷。

接近停經，雌性荷爾蒙量減少時，症狀會減輕。若症狀嚴重，可使用荷爾蒙藥製造停經狀態，以緩和症狀。萬一無法緩和，就必須進行手術剝離黏連狀態。

子宮內膜異位

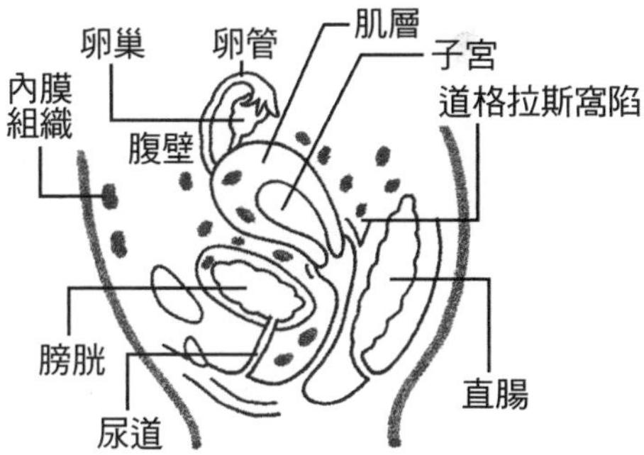

內膜組織四處飛散

醫師信箱

何謂子宮腺肌瘤？

Q **月經量增多，腰痛嚴重。接受診察，被診斷為子宮腺肌瘤。這是什麼病呢？**

A 子宮腺肌瘤是子宮內膜異位的一種。是子宮內膜的組織進入子宮的肌肉，受到雌性荷爾蒙影響而增殖，造成月經量增多，容易與子宮肌瘤混淆。

有時會和子宮肌瘤長在一起，或內膜組織進入肌瘤。有時會和子宮內膜異位併發。

治療方式與子宮肌瘤或子宮內膜異位相同。等停經接近，即可減輕症狀。

婦科

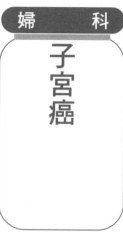

子宮癌

子宮癌，可分為子宮陰部或頸部的子宮頸癌，以及子宮內膜部的子宮內膜癌。雖然都是在子宮長癌，但原因和容易發症的年齡等各不相同。

約八成的子宮癌是子宮頸癌，其中最多的是子宮陰部的癌症。近來子宮內膜癌則日漸增多。

【原因・容易致癌的人】

●子宮頸癌

原因很多，但最近發現人體乳頭狀瘤病毒・螺旋病原毒，會透過性交致癌。人體乳頭狀瘤病毒・螺旋病原毒，是在男性生殖器的分泌液或包皮垢之中。

對子宮頸部的刺激也被認為是要因之一。在刺激之下，會提高病毒感染的機率。

根據統計發現，性交經驗較早，或曾經和多人有過性交經驗，以及墮胎或生產次數多，這些人較容易致癌。

患者大多數是從三〇歲階段慢慢增多，巔峰期是四〇～五〇歲階段，但近來年輕患者越來越多。

●子宮內膜癌

是發生在子宮內膜的癌症，已知和雌性荷爾蒙有密切關係。

子宮內膜癌，常發生於懷孕、生產次數少的人。一旦因懷孕、分娩使月經終止，就不會分泌雌性荷爾蒙。一般認為，子宮內膜長期間持續受到雌性荷爾蒙的刺激，和發生癌症有關係。

●發生子宮癌的部位

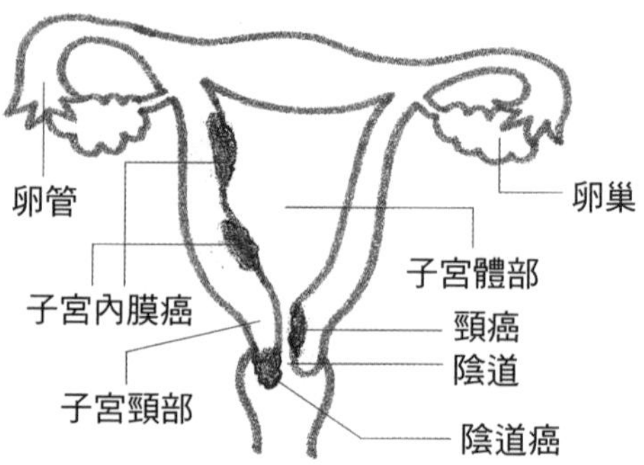

容易罹患子宮癌的人

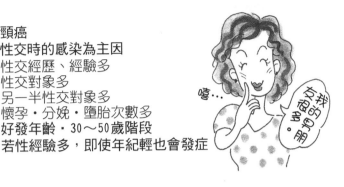

子宮頸癌
☆性交時的感染為主因
性交經歷、經驗多
性交對象多
另一半性交對象多
懷孕・分娩・墮胎次數多
☆好發年齡・30～50歲階段
若性經驗多，即使年紀輕也會發症

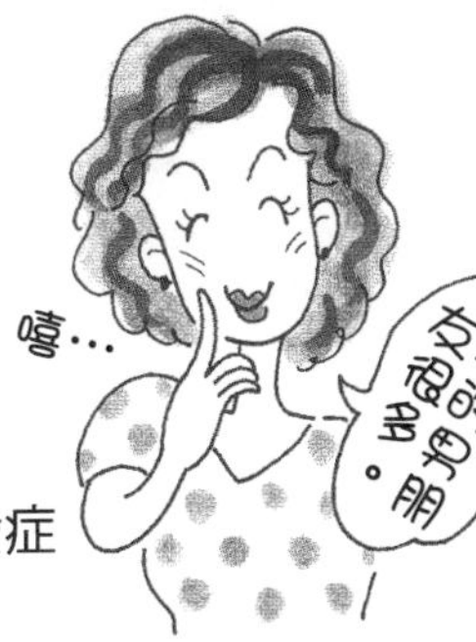

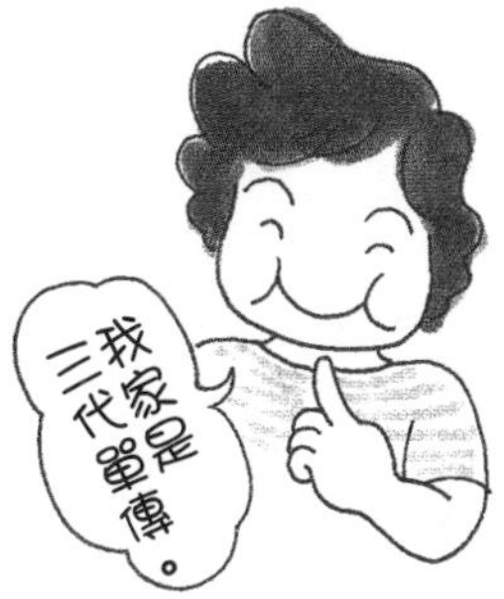

子宮內膜癌
☆女性荷爾蒙紊亂為主因
懷孕・分娩經驗少
無論有否月經，完全沒有排卵
不正常出血
肥胖或糖尿病
月經長期間不順的年輕人
☆好發年齡・更年期

若有子宮內膜癌的情況，不可以接受更年期障礙的荷爾蒙補充療法。但內膜癌痊癒經過二年以上，則可採取併用黃體素的方法。

較肥胖者、糖尿病、高血壓者，子宮內膜癌的發症率較高。容易發症的是五〇～六〇歲階段，一般認定這是長期受到雌性荷爾蒙影響的結果。

【檢查・診斷】

子宮癌是越早期發現，治癒率越高。

可是，早期並無自覺症狀。所以定期檢查，早期發現早期治療是最重要的。

●子宮頸癌

從三〇歲的階段開始，應該每年檢查一次。尤其有子宮頸糜爛者，為慎重起見，一定要定期接受檢查。

這是細胞學診斷檢查，是使用棉花棒採集子宮頸的細胞，再使用顯微鏡檢查。並以擴大鏡觀察頸部的變化，在組織的病理檢查之下確定診斷。

隨著癌的變化，在性交後可能會出現輕微出血或分泌含血的白帶。

為了慎重起見，應儘早接受檢查。如果病情惡化，有時會出現下腹部痛、不正常出血或惡臭的白帶。

●子宮內膜癌

年過四〇，應該每年檢查一次。檢查方式是從陰部插入細管進入子宮，採集內膜細胞，做組織檢查。

子宮內膜癌是因不正常出血而被發現，尤其在停經後，出現出血現象，為了慎重應儘早接受檢查。

隨著癌的位置或狀態，有時會有味道的白帶，有時則會出現下腹部痛。

【治療】

子宮癌在早期（零期）階段，還有可能留住子宮。可是更年期以後不再生產，奉勸妳還是

●子宮癌的細胞學診斷

☆更年期要接受兩種檢查
簡便的檢查大多只能檢查頸癌

子宮頸癌

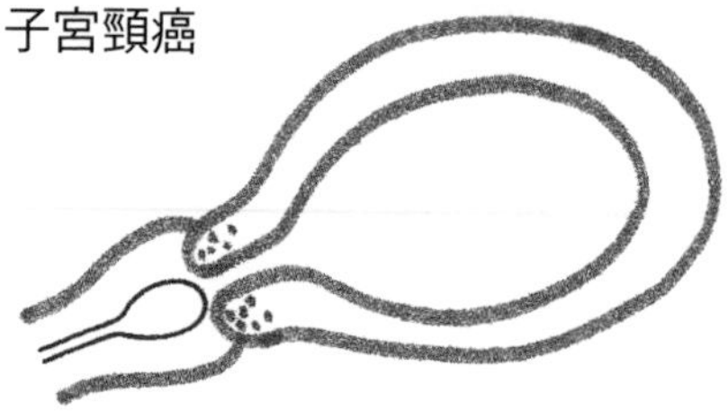

以棉花棒等採取陰部・子宮頸的細胞，以顯微鏡檢查

子宮內膜癌

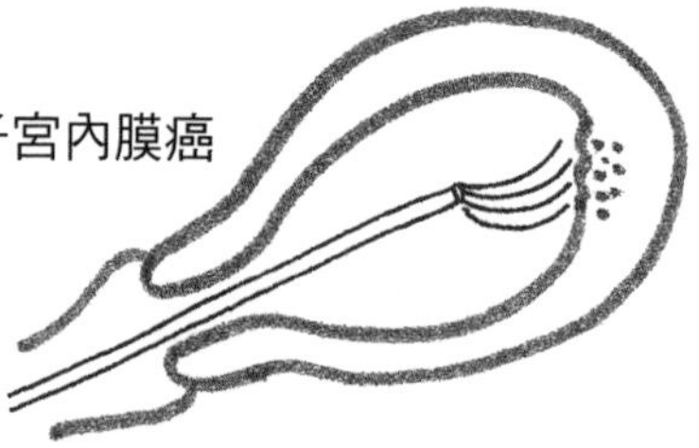

把刷子或吸引軟管插入子宮，採集子宮內膜的細胞，以顯微鏡調查

子宮癌的期別

	子宮內膜癌		子宮頸癌
零期	只是黏膜內	零期	只是黏膜內
Ⅰa 期	只是子宮內膜，8 mm 以內	Ⅰa 期	稍微浸潤
Ⅰb 期	只是子宮內膜，8 mm 以上	Ⅰb 期	只是子宮頸部
Ⅱ期	浸潤子宮頸部	Ⅱa 期	浸潤陰道壁 2/3
		Ⅱb 期	浸潤子宮週邊組織
Ⅲ期	浸潤子宮外	Ⅲa 期	浸潤陰道壁下為止
		Ⅲb 期	浸潤骨盤腔為止
Ⅳa 期	浸潤膀胱・直腸	Ⅳa 期	浸潤膀胱・直腸
Ⅳb 期	轉移全身	Ⅳb 期	轉移全身

切除子宮。

很多女性對於切除子宮有抗拒感。但切除子宮一樣可性交。因為子宮透過輸卵管連接腹膜，考慮癌系胞會擴大或轉移，切除會比較安心。

若病情惡化，通常需切除卵巢。但切除卵巢後，有時會出現更年期障礙。關於這一點，可在觀察病狀之後，採取併用黃體素的荷爾蒙補充療法，以緩和症狀。

卵巢切除後，當然一樣可以進行性交。若出現性交痛，可使用潤滑乳液等。

醫師信箱

什麼是子宮肉瘤呢？

Q　我有一位朋友被告知有子宮肉瘤。這是不是癌症呢？聽說和子宮肌瘤很像……。

A　子宮肉瘤是子宮內膜癌的一種。在子宮的肌肉中長瘤，樣子很像肌瘤，會出現和子宮肌瘤同樣的症狀，即使進行內診或超音波檢查，甚至連血液檢查都不容易發現。

子官肉瘤只佔子宮癌整體的百分之一左右，是很少見的癌症，病情惡化快速，治療困難。若婦女有腫瘤到了停經後繼續長大，就要注意了。

卵巢癌 卵巢腫瘤

【症狀・原因】

卵巢本來就是容易長腫瘤的臟器。卵巢腫瘤的種類很多，可大略分為囊泡性腫瘤（卵巢囊腫）和充實性腫瘤。其中囊腫是囊中阻塞填充液狀的物質，有脹滿感。至於充實性腫瘤，是用手觸碰有硬硬的充實固體。

卵巢約九成的腫瘤屬於囊腫，一成為充實性腫瘤。幾乎都屬於良性，有惡性（癌）或變化為惡性的，大多是屬於充實性腫瘤。

卵巢本來只有拇指頭大小，所以腫瘤若很小，根本無自覺症狀。即使左右其中一個卵巢機能降低，另一個卵巢也能彌補，因此很難出現可察知的異狀。

往往腫瘤長到相當大的時候，才會出現腹部脹滿感或腰痛。不過肥胖者很難發現。

若產生卵巢扭轉，亦會產生劇痛，有時還需要進行緊急手術。

【診斷・治療】

從人體表面很難觸摸到卵巢，所以很難發現腫瘤。很多病例是因懷孕或婦科疾病等接受診察才找到腫瘤。所以，最好每年一次接受婦產科的檢診。

經由內診或觸診、超音波檢查發現異常，採取血液，檢查腫瘤標誌，甚至要進行ＣＴ檢查、ＭＲＩ檢查、腹腔鏡檢查。

如果腫瘤很小且為良性，則要持續觀察。

若患者已過更年期而且不再生產，醫師往往會建議切除取出，即可安心。

一般認為，卵巢癌較常見於未婚者、不曾懷孕生產者、月經持續異常者、過早停經者。攝取過多的動物性脂肪或肥胖等，都屬於危險因子。

婦　科

子宮下垂 子宮脫出

【症狀・原因】

子宮比正常位置稍微下傾的狀態，稱為子宮下垂。子宮漸漸沉下，最後脫出的現象，稱為子宮脫出。

子宮下垂，最初無多大的自覺症狀，但惡化時，下腹部會有不適感，或出現腰痛。子宮脫出嚴重的話，子宮將因內褲摩擦而發炎、出血，甚至出現步行困難。若併發膀胱脫出或直腸脫出等疝氣，就容易引起尿失禁或頻尿、膀胱炎等。

子宮下垂或子宮脫出，常見於有胃下垂傾向者。經常扛重物、生產次數多、因難產而支撐子宮肌肉鬆弛，可能會有這種病。由於更年期雌性荷爾蒙分泌減少，陰部或骨盤底肌的緊張度鬆弛，就更容易沉下。

【預防・治療】

受腹壓刺激會更嚴重，所以不可持重物，也不能因便秘而太用力。

症狀嚴重時，必須從陰部取出子宮。輕度時可以從陰部放入子宮套，防止子宮脫出出。

●子宮下垂和子宮脫出

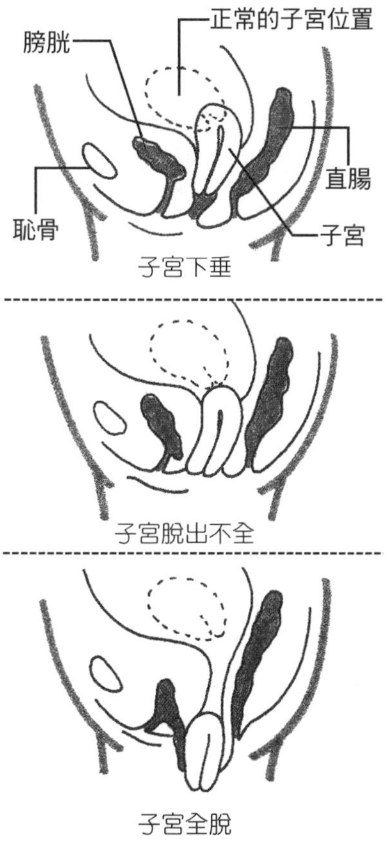

陰道炎 外陰炎

【症狀・原因】

陰道炎或外陰炎會出現多量變色白帶，有惡臭、痛癢等症狀。原因非常多，包括滴蟲原蟲、披衣菌等，或經由性交而感染。

體力降低時，荷爾蒙平衡紊亂，在健康的陰道棲息的黴菌或細菌過量增殖，便會引起發炎。

更年期因雌性荷爾蒙分泌減少，容易發生大腸菌或溶連菌等陰道炎。此時陰道或外陰萎縮變薄，更容易乾燥，只是手持重物，或只是騎腳踏車，有時就會引起發炎，併發疼痛或出血，稱為萎縮性陰道炎、萎縮性外陰炎，是性交痛的原因。

【預防・治療】

為了預防感染，須保持清潔，避免過多的刺激。若在如廁後的清潔沒做好，有時就會引起發炎。使用溫水沖洗擦乾，再保持乾燥最理想，不可使用太硬的紙用力擦拭。務必使用柔軟的用紙，以輕輕按壓的方法擦拭即可。與其厚厚疊成一疊擦一次，不如薄一點擦兩次，可使刺激減少。

萬一太用力擦，就會減弱陰道自淨作用，更容易發炎。建議使用少量的清潔劑輕輕沖洗即可。內褲須選擇不會太緊，不會悶透、吸濕性良好的種類。

此外，應避免穿著緊身又不透氣的褲子，特別是在溼熱的夏季，因不透氣很容易引起陰道炎。

萎縮性陰道炎或外陰炎，採行荷爾蒙補充療法即可治癒。除了內服，還有陰道錠。外陰炎可用軟膏，請徵求醫師處方。

若是經由性感染症而引起發炎，務必和另一半同時治療，以免交叉重覆感染。

婦　科

外陰部糜爛

【症狀・原因】

子宮陰部有圓柱型的圓柱上皮，以及薄又平的扁皮上皮覆蓋。外表通紅，看起來像糜爛的是圓柱上皮，但實際上並沒有爛。圓柱上皮會分泌黏液，滋潤陰部和外陰部，也就是說，陰部糜爛不是疾病。

女性迎接成熟期後，圓柱上皮也跟著成熟發達，但隨著年齡增長，圓柱上皮會變得扁平上皮化。從三十五歲開始萎縮，到五〇歲左右從陰部表面幾乎看不到。因此使陰部和外陰部的滋潤度降低，容易受傷。只是和內褲摩擦，就會引起發炎、搔癢。騎自行車時甚至會出血。

【對策】

陰部糜爛本身並非疾病，所以沒有治療的必要。可是圓柱上皮和扁皮上皮的交界處，是容易發生子宮陰部癌的部位，保持正常會比較容易發現癌。隨著年齡的增長，交界處漸漸進入陰道的內部，使癌症不易被發現。

醫師信箱

糜爛和癌症有何關係呢？

Q **因外陰部搔癢而接受診察，才發現有糜爛現象。請問糜爛容易致癌嗎？**

A 糜爛不等於致癌，只是在容易發生陰部癌的部位，所以還是要接受診察。

只看糜爛的狀態很難分辨有無癌症，因此要進行組織檢查。子宮頸癌是以四〇歲的階段為罹病巔峰，所以有糜爛的情況，奉勸從三〇歲開始就要接受定期的檢查。檢查方式為採取細胞去做分析，這部份還是請專科醫師採取會較為妥當。

乳房外科

乳癌

【症狀・原因】

乳癌是發生於乳腺的惡性腫瘤。大部分會長在乳管的細小部分，偶而會發生在乳頭。

造成乳癌的原因不明。只知雌性荷爾蒙分泌過剩容易致癌。

乳癌發生者，常見於如左圖。這些人未必一定會罹患乳癌，不過罹患的風險別人高，因此要積極的接受檢診。

【預防】

乳癌是歐美女性常見的疾病，但近來東方人也有增加的傾向。原因之一是傾向歐美型的飲食生活，尤其是攝取過多的動物性脂肪。因此肥胖者的風險更高。

從更年期左右開始，一方面活動量減少，另一方面飲食量不變，如此長久下來很容易肥胖。所以要下意識的增加活動量，同時要鎖定自己的標準體重，控制適合自己的飲食量。注意別吃太多肉類、豬油、奶油等食材製的料理或糕點，應採取低鹽低糖的飲食策略。

【檢查・診斷】

乳癌是少數可以自我發現的癌症之一。實際上，很多罹患乳癌的人，往往是自己發現有硬塊才到醫院診察。

乳房有硬塊未必是乳癌，大部分是屬於良性腫瘤，以纖維囊腫、腺瘤或纖維腺瘤等佔多數。不過，一旦發現硬塊還是要注意，最好找婦科醫師診察。

每月一次進行自我檢診，是發現乳癌的捷徑。平時就養成觸摸乳房，自我檢查的習慣，感覺就能夠很敏銳。實際上，發現硬塊只有紅豆大小時就動手術，因此完全治癒者不在少數。

乳癌有時會發現乳頭分泌混血的分泌物。如果胸罩沾有茶色的污漬，為慎重起見一定要接受診察。因此建議妳穿著白色或淺

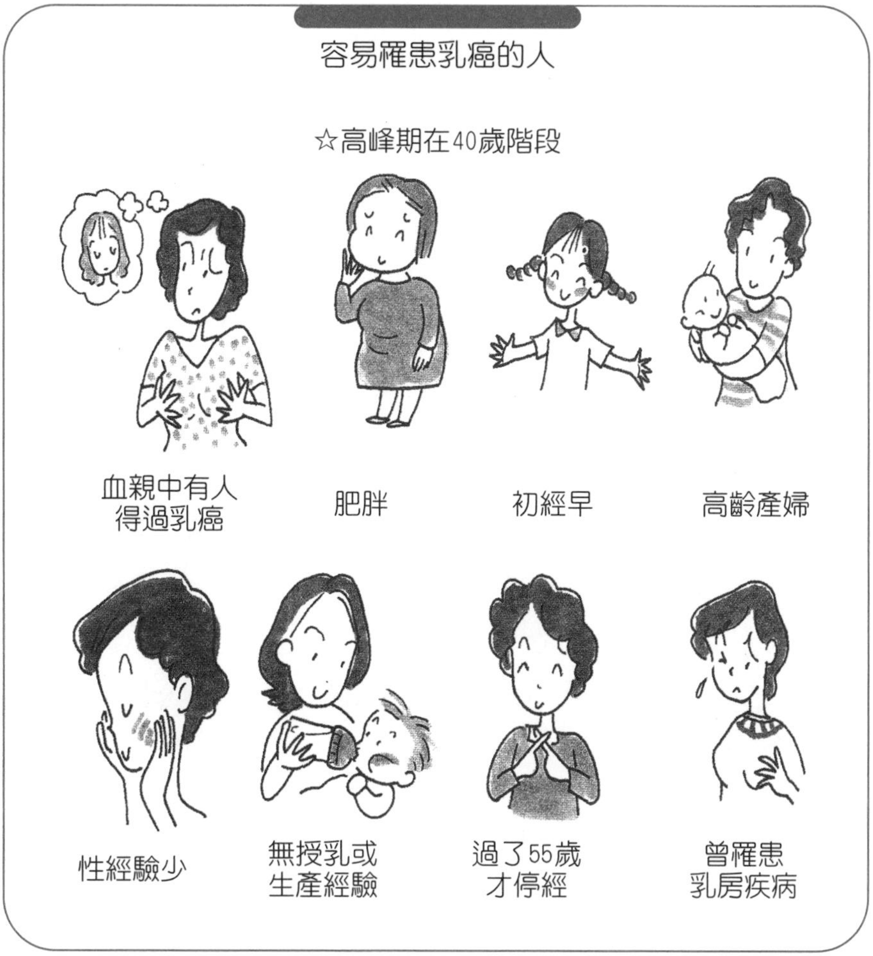

色內衣為佳。

一旦發現有硬塊，就要儘早接受專家的檢查，診斷是良性或惡性。

幾乎所有的婦科都能夠檢查乳癌。平時就接受婦科醫師的診察，一旦有可疑之處則轉診乳房外科。

一年一次接受專家檢查乳癌為要。同時，亦可利用私人團體檢診。

在醫院，除了觸診之外，還進行乳房超音波檢查、乳房X光攝影檢查等。乳房X光攝影檢查（Manmography）是X光檢查的一種，可觀察乳房的內部。若有可疑處，可採樣細胞的組織做進

乳癌的自我檢診法

☆月經開始後第10天左右，或在月初進行自我檢診

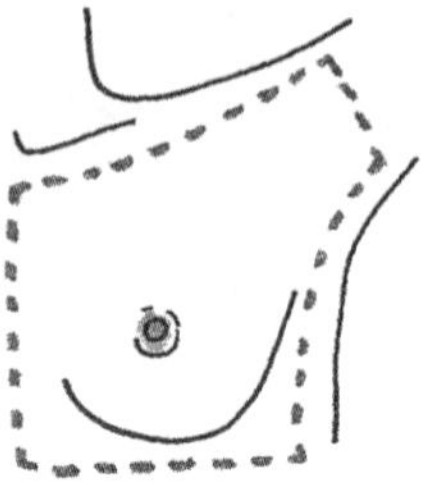

檢查範圍
包括腋下

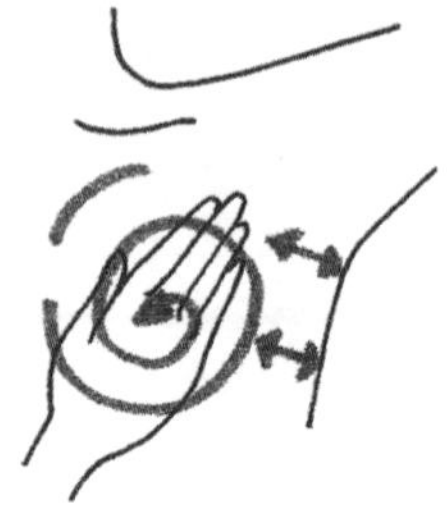

用乳房另一邊的手
４隻手指觸摸

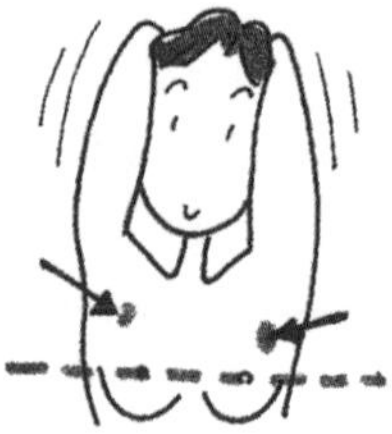

在鏡子前確認
胸窩、左右

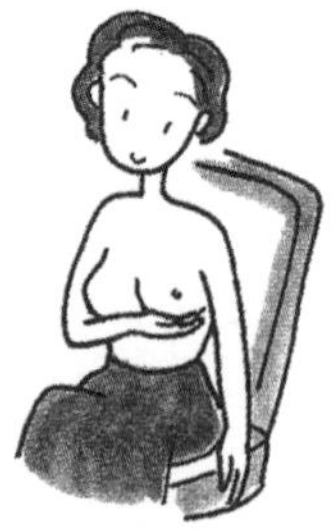

坐姿檢查
撫摸上、外側，

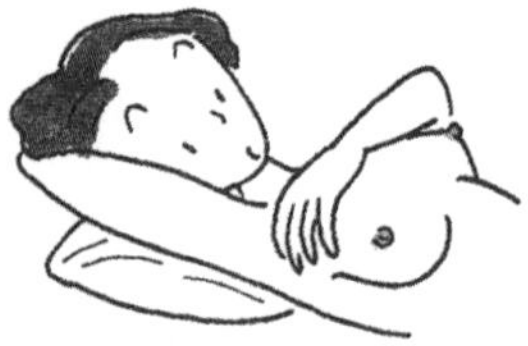

臥姿檢查
躺在枕上

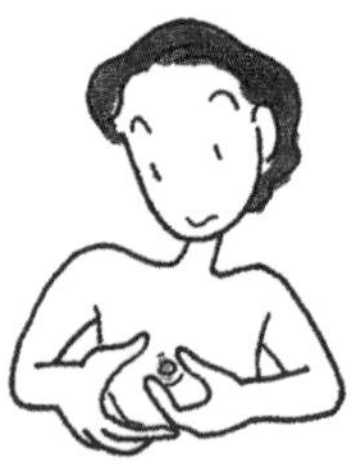

抓住乳頭
檢查分泌物

一步檢查。

【治療】

手術有各種方法。最近是盡量留住乳房的保存療法，這是只切除乳房不好部位的方法。適用於癌還小，尚未轉移到淋巴節的情況。大部分的病例，在手術後需進一步接受輻射線治療。

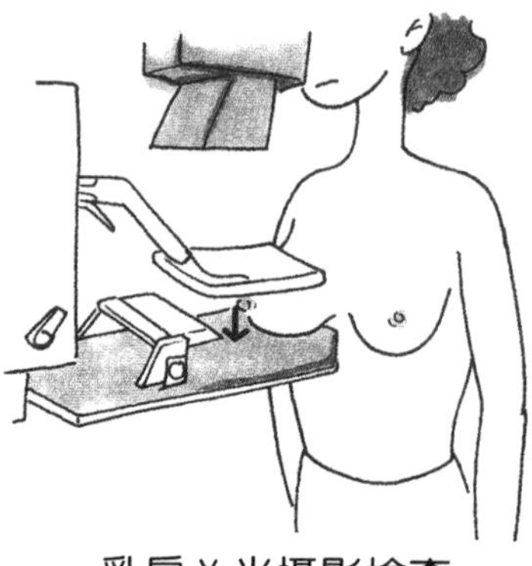

乳房Ｘ光攝影檢查

　　隨著癌的惡化狀態和性質，需進行不同的手術。手術近來大多會接受患者的希望，所以患者可在手術前仔細聆聽醫師的說明，讓自己充分了解，或者聽聽別人的意見，建議你尋找熟悉的專科醫師諮詢。

【復健】

　　手術後，有時手臂的活動會受到限制。所以，出院後要繼續進行復健。

　　因開刀使乳房變小，可使用專用的罩杯或墊子等彌補缺陷。

　　如果手術後的情形良好，可利用腹部的脂肪或皮膚，進行乳房重建手術。

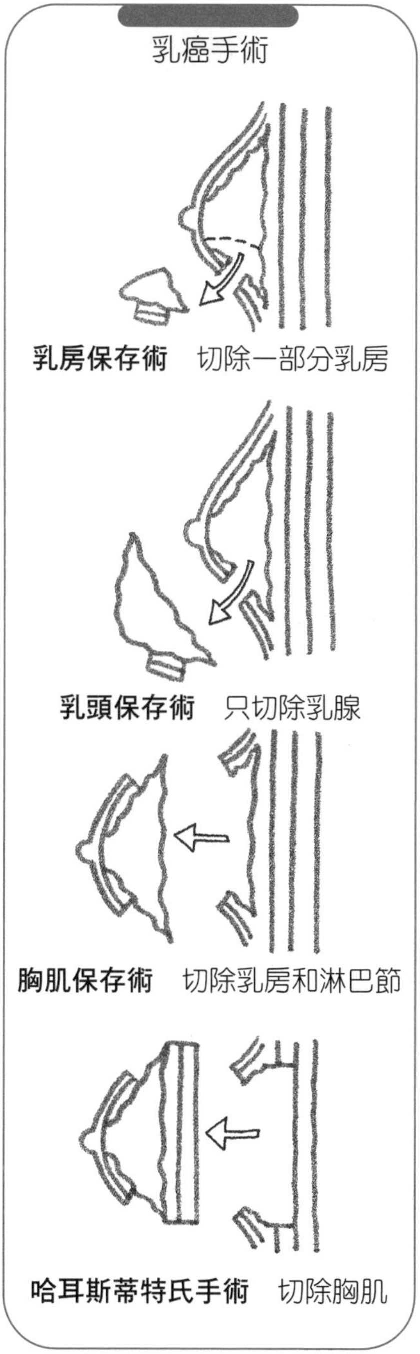

高血脂症

【症狀・原因】

高血脂症，是包括膽固醇或中性脂肪（三酸甘油脂）等血中脂質過多的狀態。此症有時會惡化成為動脈硬化，導致心肌梗塞或腦梗塞等，所以要注意。

膽固醇是細胞膜的成分，是雌性荷爾蒙之一副腎系荷爾蒙的材料。三酸甘油脂會被儲存作為活動的能源。儲存過多會導致肥胖。

大部分的膽固醇或三酸甘油脂在肝臟合成，在血液中和蛋白質結合，以脂蛋白的型態循環全身。脂蛋白的種類很多，其中的ＬＤＬ會把膽固醇運往各組織。ＨＤＬ則是把引進全身的膽固醇載送回肝臟。血液中的三酸甘油脂過多，ＨＤＬ就不容易增加。此時ＬＤＬ膽固醇或三酸甘油脂多，或者ＨＤＬ膽固醇較少，稱為高血脂症。屬於女性荷爾蒙的雌性荷爾蒙，能夠增加肝臟裡的ＬＤＬ膽固醇受體，使血液中的ＬＤＬ膽固醇不易增加，進一步促進在肝臟的ＨＤＬ合成。很多女性從更年期左右會開始出現高血脂症。

【預防・治療】

高血脂症會在無自覺症狀之下發展，所以年過四〇歲必須每年接受一次血液檢查。

高血脂症和飲食關係非常密切，千萬不要攝取過多熱量或脂質，尤其是肉或乳製品的脂肪。食物纖維可預防膽固醇累積在體內，抗氧化物質可預防ＬＤＬ膽固醇氧化，造成血管壁變厚。過胖者減輕體重，即可改善數值過高的毛病。運動則是有助於ＨＤＬ膽固醇的增加。

在治療上，首先要進行為期三個月的飲食或運動等生活療法。若不見改善，就改為使用藥物。雌性荷爾蒙製劑有助於改善膽固醇值，亦可嘗試荷爾蒙補充療法。

高血脂症者的生活注意事項

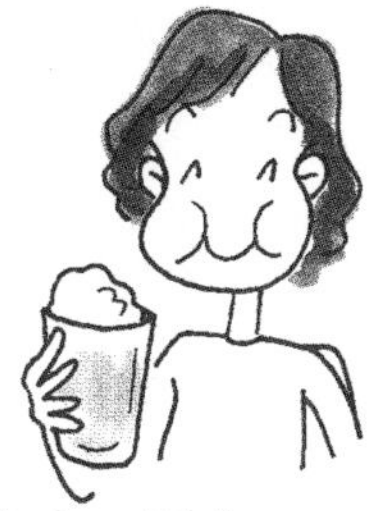

飲食、零食、
酒，不宜攝取
太多量

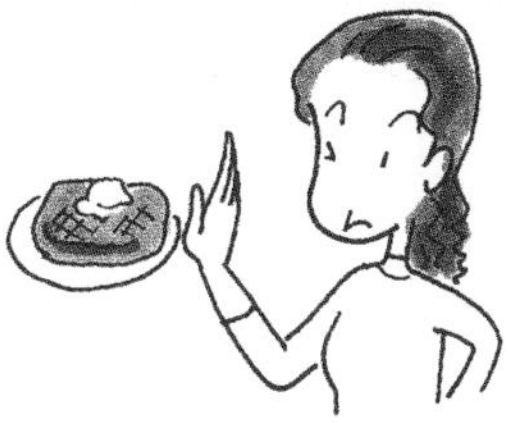

不可攝取過多的
脂肪，尤其是肉
或乳製品

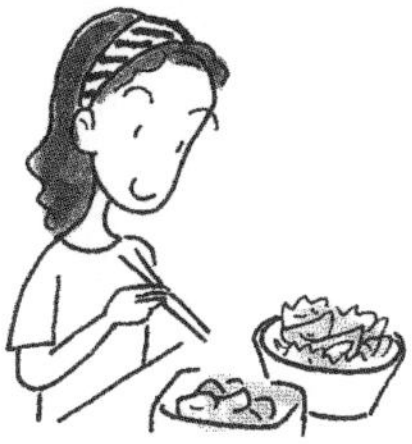

多攝取食物纖維和
抗氧化物質豐富的
蔬菜

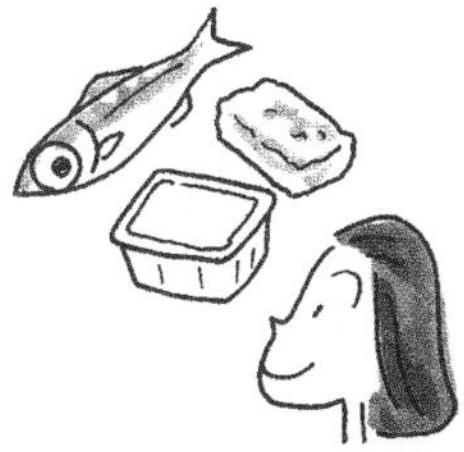

多攝取魚或大豆製品
等使血中脂質不易升
高

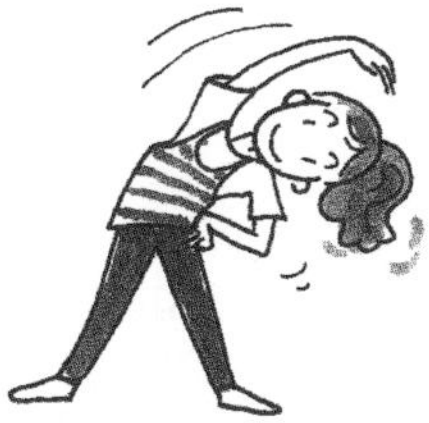

活動身體，
預防運動不足

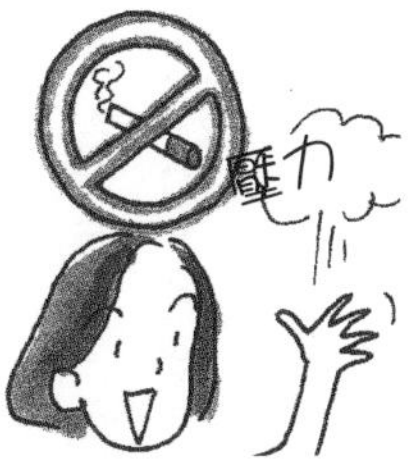

不可吸菸，
避免累積壓力

●高脂血症的診斷標準（mg/dl） 日本動脈硬化學會

血中脂質	正常範圍	高脂血症
總膽固醇	220 未滿	220 以上
三酸甘油脂	－－	150 以上
ＨＤＬ膽固醇	－－	40 未滿
ＬＤＬ膽固醇	120 未滿	140 以上

ＬＤＬ膽固醇＝總膽固醇－ＨＤＬ膽固醇－（三酸甘油脂×０・２）

●動脈硬化性疾病的危險因子
- 45歲以上的男性
- 停經後的女性未補充荷爾蒙
- 血親中有狹心症或心肌梗塞、腦中風
- 吸菸
- 高血壓或糖尿病

循環・內分泌

高血壓症

【症狀・原因】

高血壓初期沒有自覺症狀，但長時間持續血壓高的狀態，會陸續出現頭痛或頭重感、耳鳴、暈眩、頸或肩膀的痠痛、心悸、氣短、腳水腫等症狀。

血壓是受到自律神經控制，如果雌性荷爾蒙急遽減少，血壓就會不穩定，有時會突然出現一陣暈眩，一量血壓居然超過一四〇。在更年期出現的高血壓，停經後體況穩定，自然也會穩定下來。不過，有時甚至會罹患真正的高血壓。

高血壓可分為疾病造成，以及原因不明的特發性高血壓。在特發性高血壓中，有些和遺傳性體質或肥胖有關係。

倘若放任不管，會由於血管壓力引起動脈硬化。動脈硬化一旦惡化，血液循環不良，血壓就更容易上升，造成惡性循環。腦中風大多數的情況是高血壓造成，另外，高血壓也成為腎臟病或心臟病的一大要因。

【預防・治療】

如果血壓升高，首先要探究原因。即便是更年期的症狀，也不能掉以輕心，務必設法降低血

血壓的標準值（WHO／ISH） 單位：mm/Hg

分類	收縮期血壓	擴張期血壓
最理想血壓	120 以下	80 以下
正常血壓	130 以下	85 以下
正常但偏高血壓	130～139	85～89
高血壓１期	140～159	90～99
高血壓２期	160～179	100～109
高血壓３期	180 以上	110 以上

・高血壓使用水銀計最理想。測量時手臂與心臟等高。
・飲食、沐浴、運動之後，務必先深呼吸緩和之後再測量。
・袖子太緊時，需褪下。
・若出現高數值，需再測量一次。

壓。

高血壓會併發暈眩，因此要防止過度勞累或壓力，小心突然的寒冷或溫差大。泡澡不宜太熱，而且心臟以上的身體部分須露出水面。避免過於用力排便，或勉強持重物。

進行游泳或快走等有氧運動，能改善血壓值。運動不必勉強，即使只做一點點，每日持續做就好。

高血壓要注意生活和飲食。即使已經嚴重到需要靠降壓藥，但只要改善生活習慣，血壓即可穩定。觀察一段時間，或許還可以停藥。不過，千萬不可以自己停藥，一定要請醫生判斷。

控制血壓的飲食

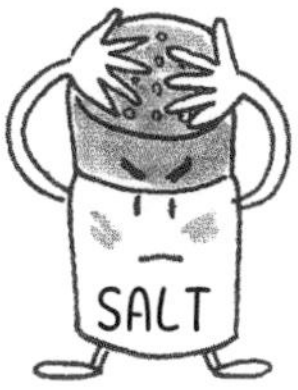

少用鹽，多使用食品材料原味

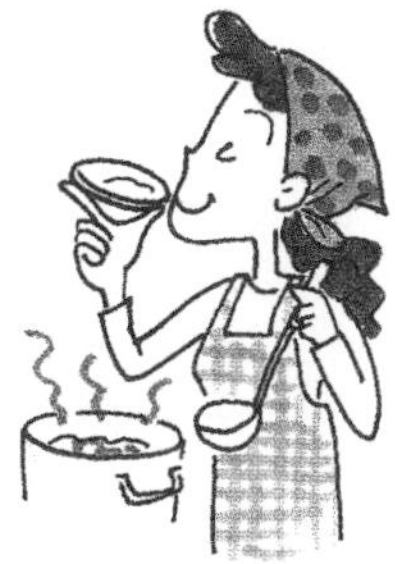

調味料是先嘗烹飪的味道，再少量加入

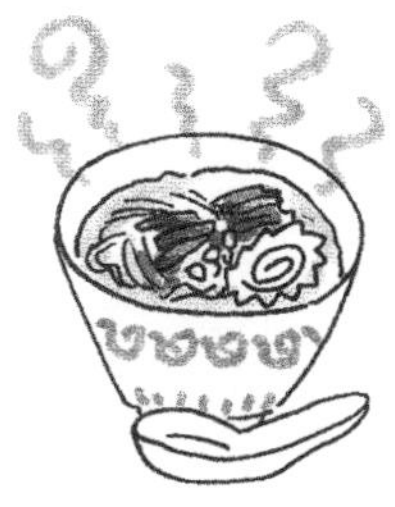

麵類或有湯的料理不要喝湯

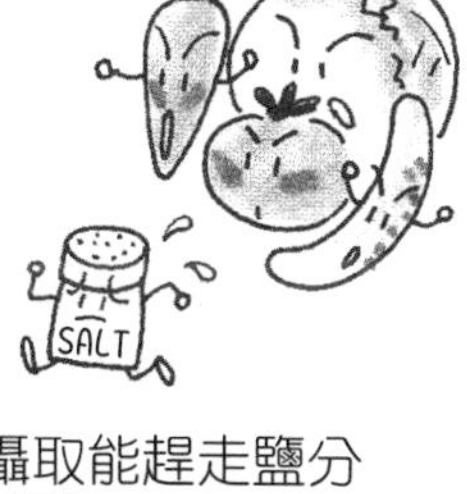

多攝取能趕走鹽分的蔬菜

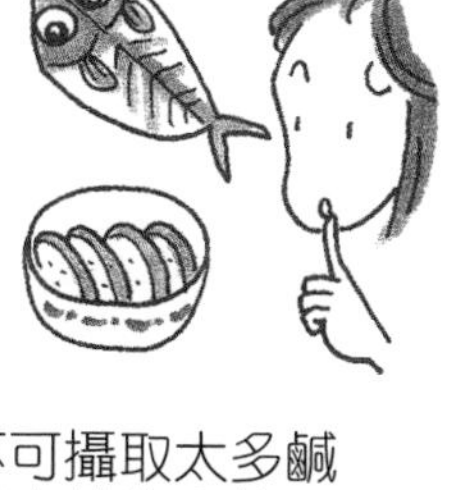

不可攝取太多鹹和辛辣的食物

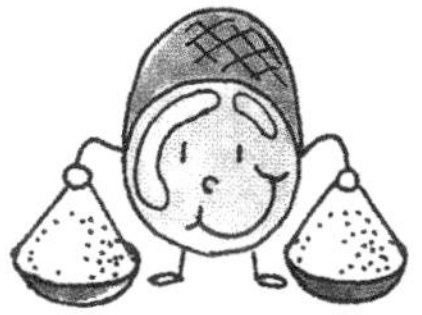

魚或肉的加工品鹽分偏多，要注意

循環・內分泌

狹心症 心肌梗塞

【症狀・原因】

狹心症或心肌梗塞，是因心臟的冠狀動脈硬化而引起。使血管短暫性變細，造成血液循環不良的是狹心症。使血管阻塞，末端組織壞死的則是心肌梗塞。

若冠狀動脈硬化嚴重，會毫無預警的發作，使患者感到噁心。多數的狹心症發作，幾分鐘內會消失。但心肌梗塞，會有持續的激烈疼痛，甚至有不少人就此喪命。

【預防・治療】

心悸或喘不過氣，是更年期容易發生的症狀，若經常發生，至少一年要接受一次心電圖檢查。

高血壓、高血脂、糖尿病、肥胖等，都是狹心症或心肌梗塞的危險因子。另外還有壓力或吸菸、運動不足。一般來說焦慮急躁，很在意時間，或責任感強烈，凡事都做過頭的人，較容易發生心臟病。所以要轉換情緒，不要硬逼自己，儘量放輕鬆。

心肌梗塞遇到血液循環降低時就容易發作，所以要注意充分攝取水分。

●冠狀動脈硬化是這樣發生的

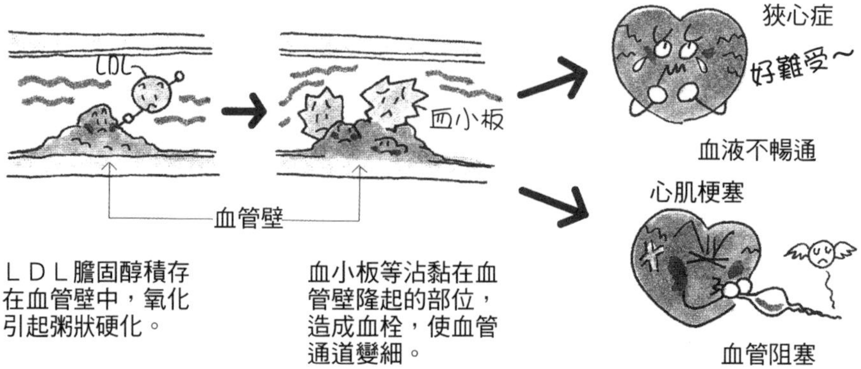

ＬＤＬ膽固醇積存在血管壁中，氧化引起粥狀硬化。

血小板等沾黏在血管壁隆起的部位，造成血栓，使血管通道變細。

循環・神經內科

腦梗塞
腦出血

【症狀・原因】

腦中風可分為腦梗塞和腦出血。兩者都是腦動脈硬化惡化，加上高血壓或壓力等導火線而引起發作。

腦梗塞有兩種情況，一是腦血栓，大腦微血管阻塞引起小梗塞，以及大腦中粗一點的血管阻塞造成血栓，引起粥狀硬化；二是心臟冠狀動脈中的血栓到達大腦，阻塞血管形成腦栓塞。

腦梗塞是老化現象之一，有時多發性腦梗塞也會造成失智。腦血栓或腦栓塞發作的程度，有時會危及生命，有時會留下語言障礙或半身不遂等後遺症。

腦出血可分為蜘蛛網膜下出血和腦內出血。蜘蛛網膜下出血以女性多見，一般和體質有關。最近的治療方法大有進步，患者大多能夠痊癒而不會留下後遺症。腦出血和高血壓大有關聯，早期正確治療很重要。

【預防・治療】

腦中風在以前一向是以高血壓為主要原因，但最近，動脈硬化引起的腦梗塞則有增加傾向。

高血脂、高血壓，或使動脈硬化惡化的糖尿病都要加以避免，才能預防腦中風。這些疾病稱為生活習慣病，因此重新檢討改善生活習慣，對預防或治療都有很大幫助。

女性從更年期左右開始會變胖，而肥胖正是這些疾病的溫床。所以，應盡量保持標準體重。

若手腳突然發麻，說話不清，或說不出話等症狀，皆屬於暫時性腦缺血發作，有可能是腦中風的前兆。所以出現這些症狀時，要趁早就醫，並找熟悉自己情形的內科醫師或神經內科、腦神經做進一步檢查。

內科・內分泌

糖尿病

【症狀・原因】

糖尿病的成因，是由於胰臟製造胰島素的荷爾蒙功能不足，使血液中葡萄糖異常。

葡萄糖是透過飲食進入體內，在肝臟再合成，作為能源運往全身。若葡萄糖累積在血液中，首先微血管或神經出現障礙，眼睛會因網膜病變而失明，或因腎病症候群導致腎功能不全。由於大動脈血流不佳，使動脈硬化更為惡化。免疫力降低，容易罹患感冒或其他併發症。

糖尿病最怕引起全身性併發症，很容易惡化。所以一定要定期檢查，早期發現早期治療。

糖尿病惡化，身體會很累、口渴、因飢餓而暴飲暴食、尿量增多等等。不久體重減輕，女性會有陰部搔癢感。

糖尿病有兩種類型，成人易發作的是II型糖尿病，雖有分泌胰島素，但作用較差，又稱為「非胰島素依賴型糖尿病」。除了容易罹患糖尿病的遺傳性體質，肥胖、飲食過多、運動不足、壓力等，都容易導致糖尿病。

【診斷・治療】

過去的東方人大多是攝取低

● 糖尿病最怕併發症

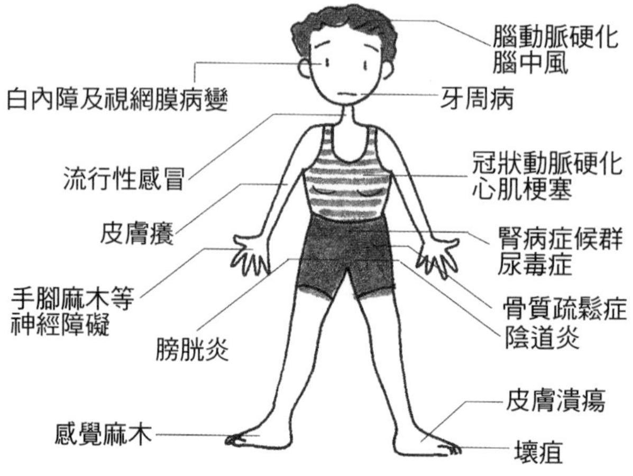

控制血糖的方法

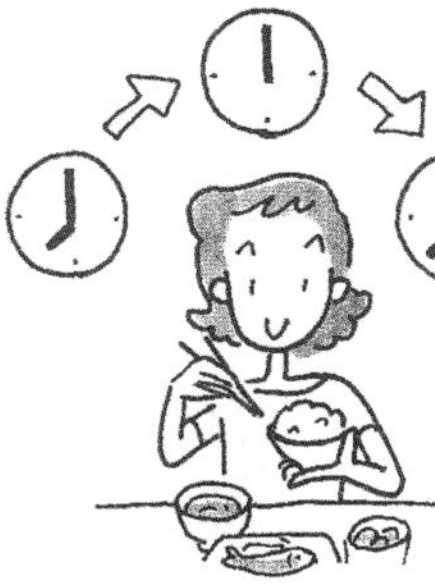

飲食要規律，
血糖平衡

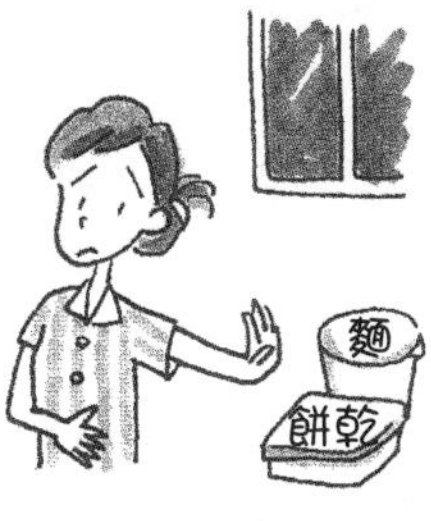

不可吃太快、
暴飲暴食、宵夜

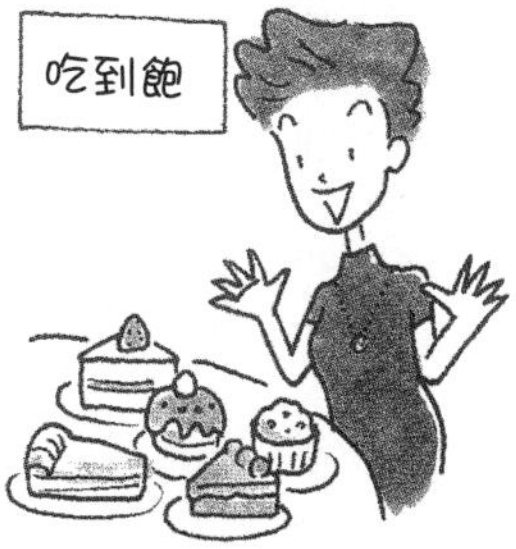

不可吃太多甜食、脂肪

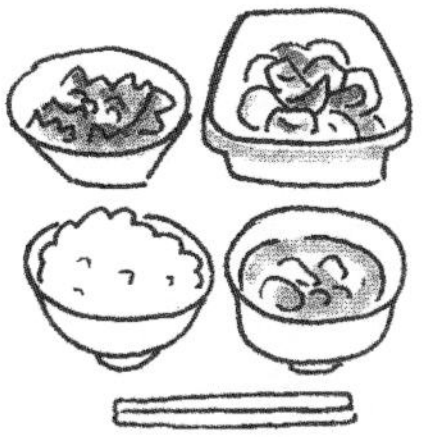

多攝取食物纖維多的穀類、蔬菜、豆類、海藻

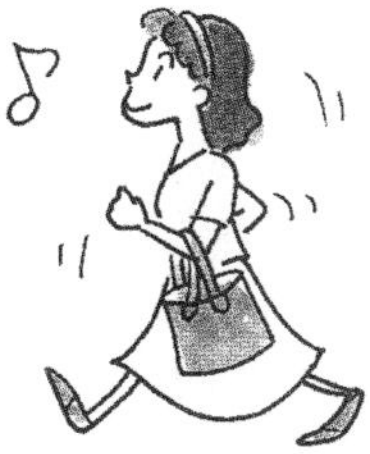

多活動，以防
運動不足

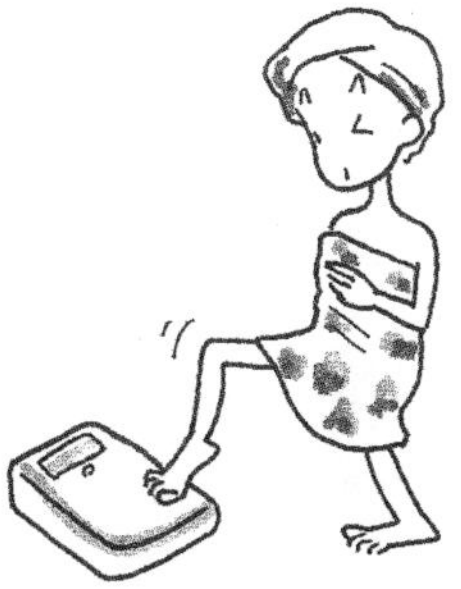

管理體重，避免過胖

脂肪且食物纖維多的食物，活動的機會也多，因此比較不容易得糖尿病，但由於飲食西化，現在糖尿病已成為常見疾病之一。

從更年期開始，避免肥胖尤其重要。每年必須進行一次血液檢查。血糖的基準值，是空腹時未滿一一〇mg/dl。近來，會使用糖化血紅素（HbA1c），這是掌握二～三個月內血糖控制狀況的指標，數值應小於六％。

糖尿病治療，首先要改善生活習慣。若不理想才併用口服降血糖藥，有時還要定期持續接受胰島素注射。

消化系統

胃潰瘍 十二指腸潰瘍

【症狀】

胃潰瘍、十二指腸潰瘍，是因胃的黏膜被胃液消化，又稱為消化性潰瘍，一旦胃裡沒有食物，胃壁就會受到胃液的直接攻擊。症狀為空腹時或消化結束，上腹部會感覺沉悶，或有噁心的胸痛感。進食可使疼痛消失。

有時會因胃出血而便血，排出如瀝青般黑黑黏黏的糞便。有時因貧血，身體感覺很累，才發現潰瘍。

潰瘍的早期跡象容易忽略，所以千萬別覺得程度輕微就忽視不理，有人只是打嗝和冒出酸酸胃液，卻被確診為潰瘍。

若在胃和十二指腸的交界處不斷復發潰瘍，會使食物不容易通過，以致產生嘔吐。

出血嚴重時會吐血。深處潰瘍，黏膜破洞，而且有激烈疼痛，就有必要動手術。

【原因】

消化性潰瘍原本是男性比較多見，但近來由於環境影響，使女性在面對工作、育兒或看護時壓力大增，罹患消化性潰瘍的女性也愈來愈多。

此外，因手術而身體受到強烈壓力，或服用藥效強的鎮痛藥等，也會導致潰瘍。

近來胃潰瘍和胃幽門螺旋桿菌的關係已獲得證實。消化性潰瘍不斷復發，大多是感染胃幽門螺旋桿菌，所以只要確實除菌即可改善症狀。但感染胃幽門螺旋桿菌，未必一定有潰瘍。

【預防・治療】

更年期難免會累積壓力，因此能夠避免就要避免。抽菸會傷害黏膜，酒也要控制。

飲食方面，等身心狀態穩定後，可開始吃一點容易消化的食物。為了防止復發，需持續服藥一年左右。如果和胃幽門螺旋桿菌有關，則需要服用抗生素。

消化系統

胃癌

【症狀・原因】

胃癌是東方人常見的疾病。致癌主因，被認為是飲食重鹹重辣、壓力、吸菸等。近來，還懷疑是否和胃幽門螺旋桿菌有關聯。

胃癌只要早期發現、治療，即有完全痊癒的可能。因此一過四〇歲，務必每年健檢一次。尤其血親中有人罹患過胃癌，這類人更應該積極接受健檢。

胃癌的早期症狀與一般胃病相同，因此，若有胃下垂、食慾不振、餓時痛、便通異常等症狀，務必接受診察。

【診斷・治療】

首先進行上消化道X光攝影檢查有無問題。再進行內視鏡檢查。透過內視鏡檢查找到可疑的病變後，同時進行切片組織切除的顯微鏡檢查。

近來研究顯示，早期的胃癌多只靠外科手術即可完全治癒。即使已惡化的胃癌，可藉由組合各種治療法，使治癒的機率大幅增加。手術後回到職場工作的人也很多。由此可知，從健檢中發現異狀是很重要的。

●胃癌的一次健檢和二次健檢

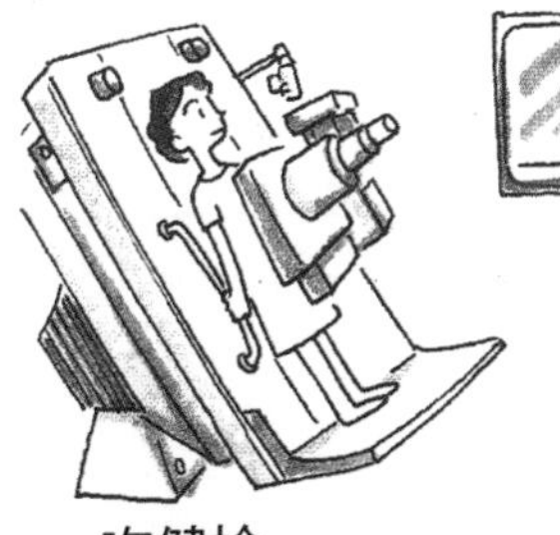

一次健檢
使用鋇劑和空氣使黏膜擴張，進行透視和X光攝影。

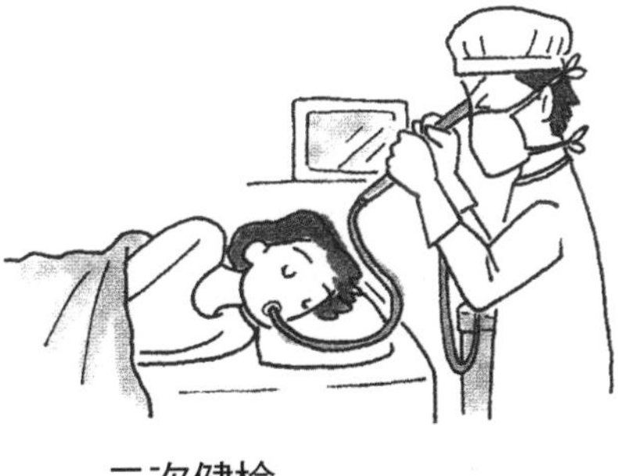

二次健檢
使用內視鏡直接觀察黏膜，找到病變做切片檢查。

消化系統

肝病

【病毒性肝炎】

一般常見的肝病，是B型和C型等病毒引起的慢性肝炎。

B型肝炎，是生產時新生兒感染或幼兒期感染而帶原，在長大成人後才發作，可使用疫苗注射加以預防。

C型肝炎，是母子垂直感染、輸血或注射針頭感染而帶原，長年累月下來變成慢性肝炎。許多病例是患者到了中年，因肝機能障礙才發現自己罹患C型肝炎。C型肝炎的感染力弱，很少在一般生活中感染。

慢性肝炎惡化後轉移為肝硬化或肝癌的機率高。早期的肝癌，透過手術完全治癒的病例很多，因此早期發現至關重要。

更年期是慢性肝炎惡化的時期。肝臟又稱為「沉默的器官」，很難出現自覺症狀。因此，若是身體疲累且久不改善，就要做血清檢查，找出原因。

【肝機能障礙・脂肪肝】

更年期因肥胖而有脂肪肝，或服藥引起肝機能障礙的病例大增。

脂肪肝常見於高血脂症者，是脂肪累積在肝細胞中，使γ-GT升高所致。在超音波檢查下可見肝細胞發出白色亮光。減少飲食飲酒，解除運動不足即可好轉。

若因服藥引起肝機能障礙，可和醫師討論是否停藥，或換用其他藥，以求改善。

【自體免疫性肝病】

特發性膽汁性肝硬變多見於中年女性，皮膚癢，有黃疸為典型症狀。自體免疫性肝炎以女性多見，會有倦怠感、黃疸、關節痛等症狀。

二者均是罕見的疾病，但現在的醫療進步，所以早期發現是很重要的。

消化系統

大腸癌

【症狀・原因】

大腸癌近來有突然增加的趨勢。一般來說食物纖維少，像肉類等富含的動物性脂肪的飲食，在運動不足的情況下，很容易罹患便秘，因此可歸類為生活習慣病。

大腸癌和其他的癌症相同，會在無自覺症狀之下惡化。若在健檢中發現糞便中混有血液或黏液，或者腹瀉和便秘反覆不斷，有殘便感，或糞便很細不易排泄時，請盡速接受檢查。

【檢查・治療】

遺傳性體質會引起大腸癌，若血親中有人罹患過大腸癌，或不斷產生大腸息肉時，請積極接受檢查。

早期的大腸癌或息肉中，不必進行剖腹手術，以內視鏡即可去除病灶，此方法稱為息肉切除術。

直腸癌，近來不必做人工肛門即可治癒的病例大增。即使必須做人工肛門，技術也已大為進步，不再像以前那樣困難，患者仍可過著和一般人相同的正常生活。

醫師信箱

大腸癌如何健檢呢？

Q 我有一位親戚不幸罹患大腸癌。我很擔心，想接受檢查，不知有什麼方法呢？

A 糞便潛血反應檢查，能夠檢查肉眼無法看到的出血。方法為把糞便塗抹在檢片上，分二次提出、檢查。須避開月經時期，一年檢查一次。

另外，最好三～五年一次，接受灌腸檢查，從肛門灌入鋇劑，以X光造影，或接受內視鏡檢查。大腸檢查比胃的檢查更花費時間，但技術進步，不適感比以前減少許多。

骨質疏鬆症

【症狀．原因】

骨質疏鬆症，是指骨質（骨密度）減少，骨頭變鬆，骨骼變的很脆弱，一不小心就容易骨折。初期雖無明顯症狀，但會常感到腰背疼痛，或是嚴重駝背，有時甚至伸個懶腰就骨折。若是跌倒造成大腿骨骨折，就會長期無法行走，只能癱瘓在床。

在原因上，包括年齡增長、鈣不足、遺傳性體質等，至於運動不足、吸菸、過度減肥等，都是危險因子。骨質疏鬆症，是女性壓倒性多的疾病。和男性相比，女性在體質上的骨質少，強骨的運動量和體重的負荷少、此外，哺乳也容易使身體鈣質流失。

雌性荷爾蒙的作用，包括協助吸收來自腸的鈣、抑制鈣從腎臟排出，防止骨骼脆化。從更年期開始，雌性荷爾蒙就急遽減少，女性的骨鹽量也就突然減少，骨密度當然隨之降低。

此外，有糖尿病或甲狀腺的疾病，長期口服類固醇藥，容易罹患骨質疏鬆症。

【預防．治療】

不僅是女性，任何人都可能

●使用機器檢查骨密度

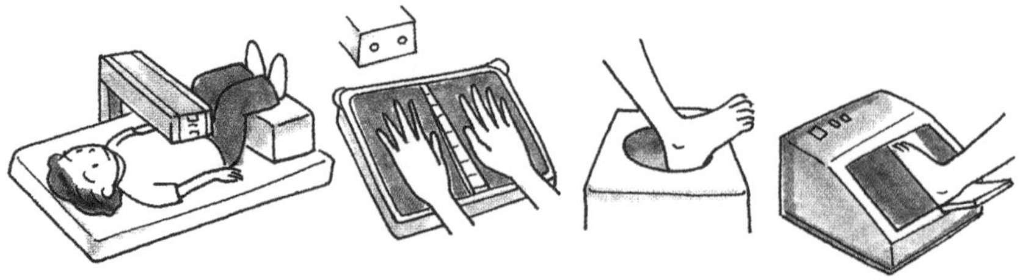

DXA 法　腰椎、大腿骨頸部等

MD 法　手指骨

SXA 法　腳跟骨或手臂

超音波法　腳跟骨

罹患骨質疏鬆症。許多機器都能檢測骨密度，因測定機器或測定方法不同，精密度也會有所差異。近來，在尿液檢查（早晨第二次尿）中使用骨吸收標記器，即可預測骨質疏鬆症的進展。所以，可併用這些檢查來防備骨質疏鬆症。婦產科或骨外科都可進行檢查。

在生活中，依照下圖，就能防治骨質疏鬆症，此外，荷爾蒙補充療法對骨質增加也有效。

預防骨質疏鬆症的方法

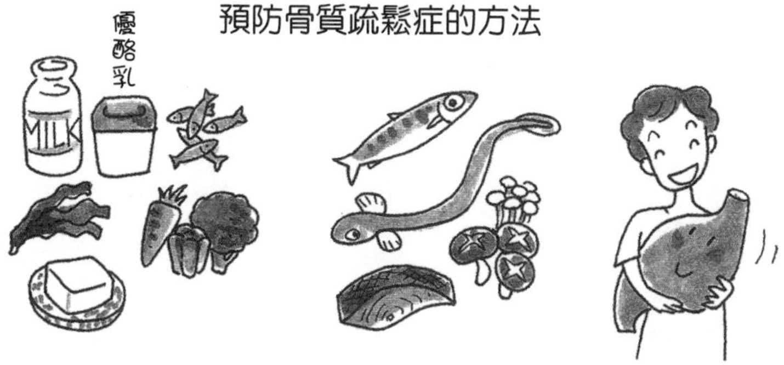

攝取含鈣豐富的食品

攝取有助於鈣吸收的維他命D

注意胃腸狀況，幫助鈣的吸收

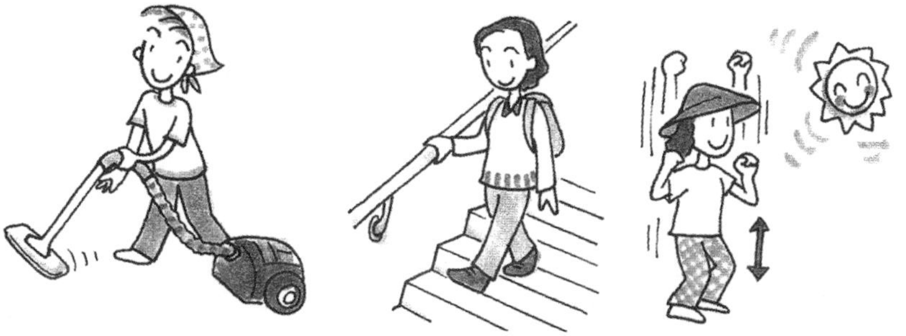

刻意使用平時少用的左手，鍛鍊骨骼和肌肉

進行承受體重的運動，鞏固骨骼

在適度的日光下，使體內的維生素D活化

骨科

四十肩 五十肩

【症狀．原因】

諸如肩痛、抬不起手臂、手臂無法旋轉等症狀，是關節周圍發炎引起。

主因是連接肩胛骨和上臂骨的肩關節四周，扮演緩衝作用的組織老化所致。支撐肩關節的肌肉因年齡增長而衰弱，改由其周邊的腱或韌帶調節肩關節的活動。結果因其負擔沉重或加大，才引起發炎。有時，也會在上臂骨周圍的滑液膜或關節膜引起發炎。

大多發生在四〇歲至六〇歲期間，所以俗稱為四十肩或五十肩。有人會突然引起疼痛，也有人會慢慢變得動彈不得。

【治療．復健】

激烈疼痛會持續一個月左右，在此期間務必少做會觸動肩痛的動作。若疼痛難耐，就到骨科受診。

在激烈疼痛收斂後，即使多少有一點動彈不得也要勉強活動。若是放任不管會使關節僵化，窄化肩膀的運動範圍。一點一點的做，不要勉強，實行如下圖的體操，即可早日回復。

●手繞到身後而不容易抬高嗎？請做體操！

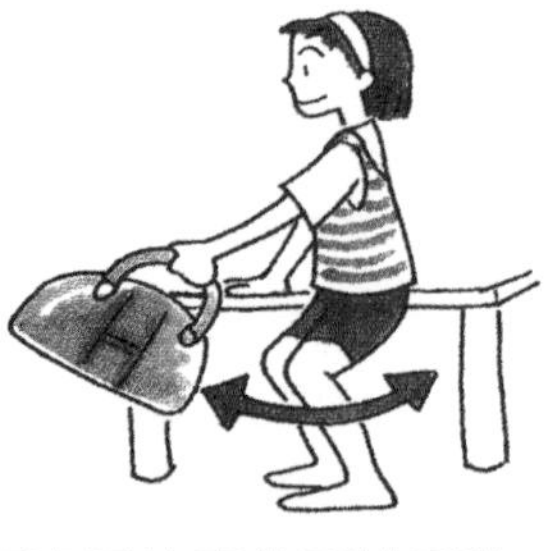

用不容易抬高的手持重物，一面屈伸膝蓋，一面靠著反彈作用力前後擺動10次，左右也各10次。

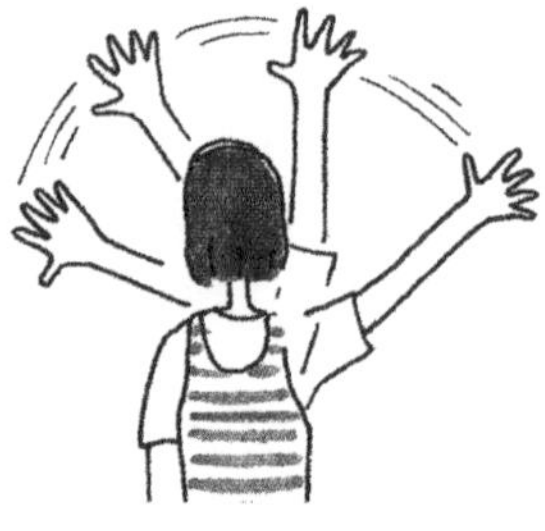

使用不容易抬高的手，在牆壁上畫圓繞10次。

骨科

拇趾外翻

【症狀・原因】

拇趾外翻，是腳拇趾的趾根骨變形，向外側突出，拇趾尖端改向小趾側外翻的狀態。在拇趾骨下有稱為種子骨的二個小骨，拇趾外翻惡化，種子骨會朝向小趾側挪移，使神經受到刺激，周圍組織發炎，而感到疼痛。

剛開始是拇趾趾根骨附近疼痛，惡化時連腳底側的食趾到小趾趾根部都會痛。

剛開始是穿鞋子走路會痛，但後來即使脫掉鞋子不走路還是會痛。嚴重時根本無法穿鞋，甚至有人說連頭都會痛。

拇趾外翻，在以前穿草鞋的時代根本是難得一見的症狀。由此可見，這毛病的一大要因是長期間穿著鞋子。

尤其是高跟鞋會壓迫腳尖，若體重過重就更容易增加腳的負擔。

【治療・復健】

鞋子應選擇腳尖向內側，使腳尖四周留有空間的款型。買鞋時一定要兩隻腳都試穿，再四處走一走，盡量避免利用網拍選購，應該找專門的鞋店。

若在鞋內插入腳墊，讓腳心抬高，即可減少對腳尖的壓迫。可以在骨外科製作和自己腳型吻合的墊子。

若是症狀嚴重，有時要進行削骨，使周圍組織復原，做暫時性固定的手術。

拿一塊布墊在拇趾和食趾之間，並延長赤足不穿鞋的時間，就等於是在做周圍組織的復健。或者改穿涼鞋，也可有效改善拇趾外翻的症狀。

骨　科

變形性腰椎症 變形性膝關節症

【症狀・原因】

腰骨的彎角突出，很像荊棘一樣而稱為骨刺，因為刺激周圍的韌帶或關節、椎間盤等，而引起疼痛，稱為變形性腰椎痛，是中老年人常見的腰痛原因之一。

從中老年人開始的膝關節痛，大多是變形性膝關節症所引起。這是因為支撐膝關節的肌肉老化，長年使用之下磨損關節的軟骨。

若出現強烈疼痛，先保持安靜，等疼痛稍微緩和後，再到骨科診察。

以脊椎固定器或彈性綳帶固定會疼痛的部位，保持安靜，就會有緩和疼痛的效果。

不過要是持續使用這些器具，容易使支撐骨骼或關節的肌力降低，因此一段時間後就要卸下，等感覺疼痛時再使用。

等症狀穩定，再進行體操等運動，鍛鍊支撐骨骼或關節的肌肉，避免惡化。

●膝蓋痛者的體操

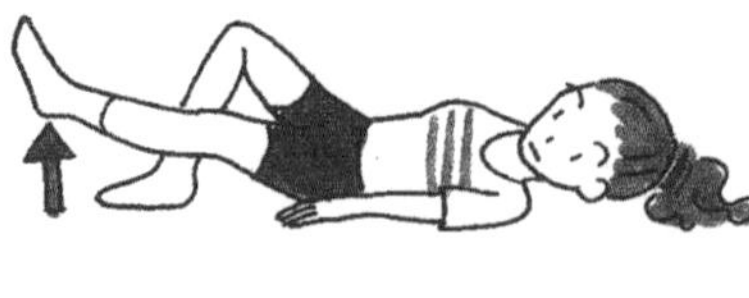

☆活動膝蓋，鍛鍊大腿四頭肌
伸直會痛的腳，離地抬高10～20cm，保持2秒。做5次。

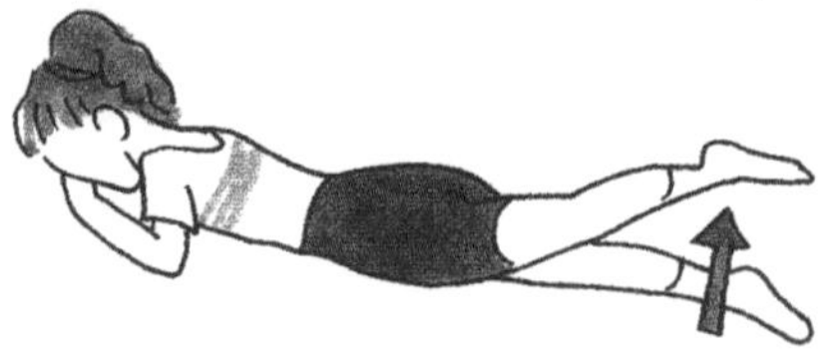

☆彎曲膝蓋，鍛鍊膝屈肌群
伸直整隻腳，離地抬高10～20cm，保持2秒。做5次。

免疫科・骨科

類風濕性關節炎

【症狀・原因】

類風濕性關節炎是關節僵硬、腫痛的疾病。症狀大多左右對稱發生，頸椎也會發生。惡化時關節會變形，甚至無法動彈。

絕大多數的罹患者是女性，在三〇～四〇歲發症的機率很高。一般認為和免疫異常有關。

【診斷・治療】

如果關節僵硬持續一週以上，還有腫痛，就要趁早接受專科醫師的診察。

近來治療法大幅進步，只要早期治療，即可控制關節的變形。有時會使用抗發炎藥、免疫調整藥、免疫抑制藥，甚至會使用類固醇。使用器具固定疼痛的部位，保持安靜，可緩和症狀。

等發炎減輕後，就可以開始進行鍛鍊肌肉的體操或理學療法，防止關節變形。做體操時，應該接受專家的指導。

若已經發生關節變形，請找醫師診察，有時還需要進行人工關節手術。

●症狀

☆早上起床關節僵硬疼痛，2 節以上的關節腫起，請找專科醫師做檢查

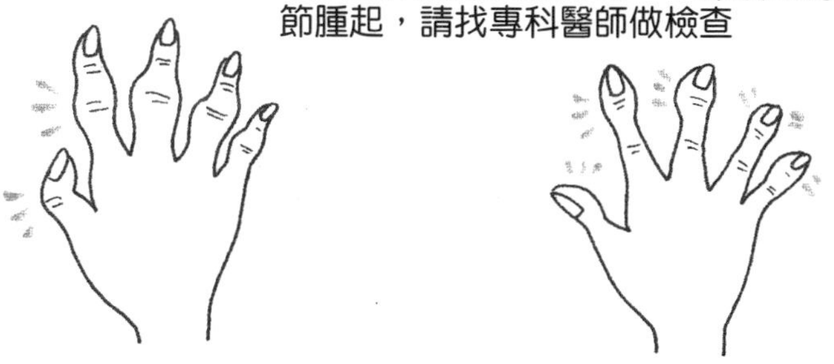

類風濕性關節炎
從指甲算起第 2 個關節腫起

變形性關節症
第 1 個關節腫起

尿失禁

【症狀・原因】

在打噴嚏、咳嗽、大聲笑或跑步時，往往不經意就滲尿了。和意志無關的滲尿，造成生活障礙，就是所謂的尿失禁。

失禁會讓人覺得羞愧，難以啟齒，但事實上，年過四〇歲的女性，二人中就有一人有尿失禁的經驗。

失禁，可分為應力性失禁、切迫性失禁、溢流性失禁、反射性失禁等。七、八成的女性失禁是應力性失禁。

腹部無法承受重力而失禁，稱為應力性失禁，骨盤底肌支撐著膀胱和尿道，因此這塊肌肉一旦鬆弛，膀胱和尿道的角度擴大，結果使尿道括約肌收縮疲乏、力道變弱，於是容易滲尿。

由於女性的尿道比男性短，因此從有尿意到可以憋尿的時間，難免會比較短。

而且，骨盤底肌隨著年齡增長容易鬆弛。人太胖承受重力、懷孕或生產、便秘等，都容易使骨盤底肌變鬆。若有子宮脫出，膀胱會容易下垂，也有人膀胱脫出而引起尿失禁。

更年期尤其是停經後，尿失

●會引起腹壓性尿失禁的情況

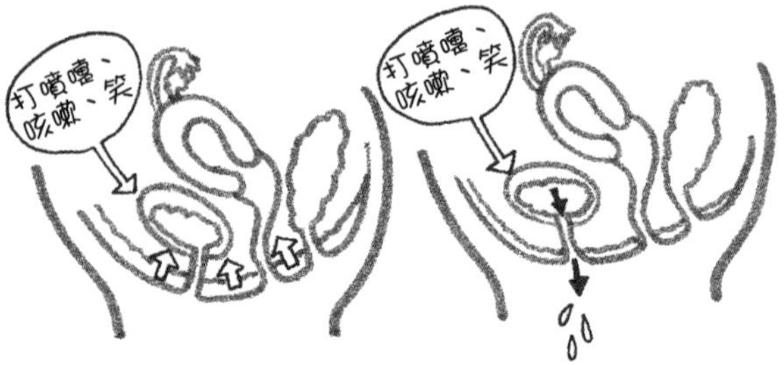

正常
骨盤底肌支撐膀胱，
使尿道括約肌容易發揮功能

應力性尿失禁
膀胱和尿道的角度擴大，
尿道括約肌的收縮力降低

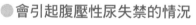

預防滲尿的體操

☆**骨盆腔運動，增加骨盤底肌的力量。**

排尿中斷→記住要訣，無論站或坐都可以做

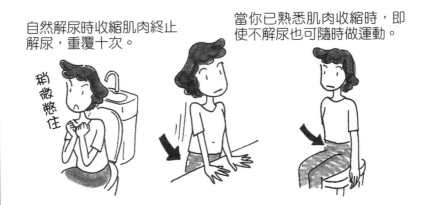

自然解尿時收縮肌肉終止解尿，重覆十次。

當你已熟悉肌肉收縮時，即使不解尿也可隨時做運動。

勒緊訓練→記住要訣，無論起床、就寢時都可以做

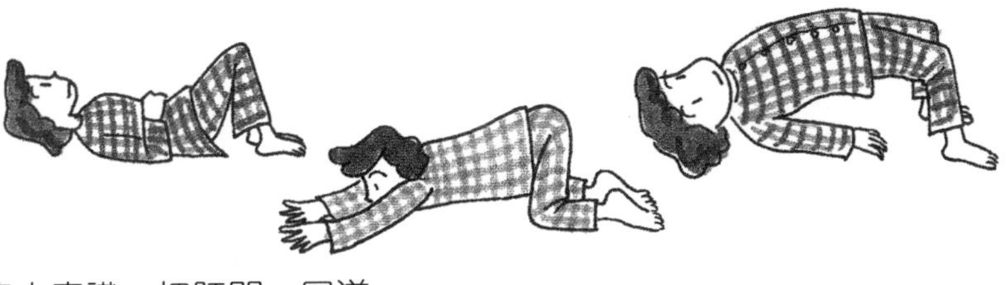

集中意識，把肛門、尿道、
陰道吸向胃的方向

禁會更頻繁，這與雌性荷爾蒙的減少有關聯。尿道黏膜和尿道的肌肉，只要雌性荷爾蒙分泌正常，尿道黏膜即可密著，尿道也容易收縮。

【治療・預防】

應力性失禁，是屬於生理性現象，並非疾病，若有此症狀也不必覺得可恥，應該坦然接受泌尿科的治療。在醫師處方下服藥，或是做手術。

此外，上頁的體操，對應力性失禁的預防和治療很有幫助。即使每次時間很短，只要多做幾次，相信一定會漸漸出現效果。

治療尿失禁的常用藥物包括麻黃鹼或Imipramine、中藥的八味地黃丸等。荷爾蒙補充療法也有效果。不過，即使服藥有效，還是要多做體操。

若擔心外出時會發症，可準備衛生棉。

泌尿系統

膀胱炎

【症狀・原因】

若排尿次數增加，排尿時下腹部會痛，這種情況可能是得了膀胱炎。這時大腸桿菌等細菌從尿道進入膀胱增殖，在膀胱內側黏膜上發炎。

一旦黏膜紅腫，即使少許的尿量也會引起尿意，而且排尿時會有疼痛感。輕微的情況只是略感不適，但嚴重時，則會有灼熱痛。

女性的尿道口比男性更接近肛門，尿道也短，所以肛門較易受到細菌感染。但膀胱具有防禦感染的能力，通常並不會容易感染，但若是過度勞累、睡眠不足、感冒、糖尿病等造成抵抗力降低，則容易引起膀胱炎。

另外，更年期隨著雌性荷爾蒙的分泌減少，尿道黏膜也容易發炎。發炎時尿液混濁，或混有血液，還可能發燒。

若燒到攝氏三八度以上，而且腰後到腹部中間有疼痛感，則有可能惡化為腎盂腎炎。此時，應趁早接受泌尿科的診察。

【治療】

有排尿痛的現象，通常就是感染膀胱炎。可是，有時會有其

為什麼女性容易發生尿道炎呢？

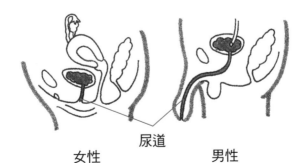

女性尿道短，較男性容易感染細菌

他疾病隱藏。因此，要趁早接受泌尿科的診察。若正在服藥，會影響檢查結果。因此事前可先詢問醫師是否可以服用以前的藥物。

若是急性膀胱炎，就服用可以克服病原菌的抗生素或抗菌藥。有時，會使用利尿藥或止痛藥。服藥後一兩天，症狀即可減輕。服藥必須到檢尿確認病原菌已消失為止。基本上，治療期間大約七～十日左右。

治療中要多喝水以增加尿量，沖掉細菌，避免喝酒或食用刺激性食物。

預防膀胱炎的生活

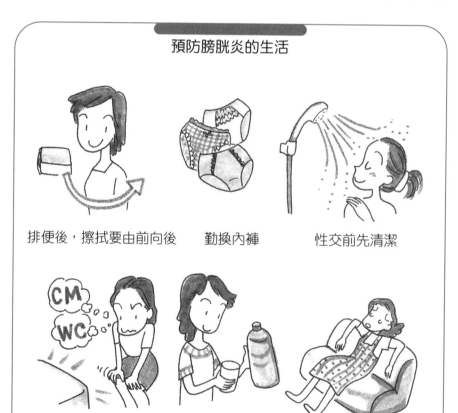

CM
WC
排便後，擦拭要由前向後
勤換內褲
性交前先清潔
不可憋尿
充分攝取水分
不可累積疲勞

精神科

憂鬱症

【症狀】

心情鬱悶、身體疲累、懶得做任何事……。罹患憂鬱症後，清晨起床心情會特別低落，不過到了傍晚就會稍微好轉。經常睡眠不足，半夜會醒來好幾次，而且一大清早就睡不著了。往往會為了芝麻小事焦慮急躁、感到不安，食慾性慾都大幅降低。

症狀更嚴重時，總有希望從這個世間消失的念頭，因此有不少人會企圖自殺。

有人的症狀沒那麼嚴重，只是出現頭痛、全身倦怠、便秘、腹瀉、口渴、肩痠痛、腰痛、心窩壓迫感等症狀，這類型統稱為「面具型憂鬱症」。

【原因】

一般而言，個性嚴謹、做事認真、發憤圖強、不會把情緒表露於外的人，較容易罹患憂鬱症。有時人在經歷家事或育兒、上班奮鬥告一段落後，心理會頓然感覺很空虛，稱為「空巢症候群」，會成為憂鬱症的開端。

很多時候，會因某種壓力的導火線而引起憂鬱症。最近已解明了憂鬱症的原因。在大腦中有一種稱為血清素的荷爾蒙，具有提神作用，一旦不足，心情就會沉悶，這稱為內因性憂鬱症，大部分的憂鬱症幾乎都屬於這類型。

【治療】

憂鬱症被稱為是精神感冒。肉體上的感冒，只要讓身體休息就能痊癒。同理，憂鬱症只要讓大腦休息，即可改善血清素的分泌。重要的是，千萬不要自我責備。而且，周圍的人更不該給予壓力。充分睡眠，放鬆心情，就是最佳治療法。

接受精神科的治療，可以更快恢復健康。近來，開始使用副作用少，可促進血清素再分泌，稱為ＳＳＲＩ的抗鬱藥。

精神科

精神官能症

【症狀・原因】

總是心事重重、不安或心中糾葛不斷，因一點小事而傷腦筋，或對一點小事斤斤計較。

這種身心症類型的患者常把身體上的小變化，誤認為是重大疾病。到了更年期，難免會引起各種症狀，而這類的患者會把每一種症狀看作是一種病，每天往醫院跑，卻診察不出什麼病名，又稱為逛醫院（Doctor Shopping）。例如罹癌衰弱症，就是最具代表性的身心症之一。無論做任何檢查都查不出異常，改做心理測驗，才發現有憂鬱症。

原因有可能是腦部病變，但不少時候是累積精神壓力引起。有時患者本人並沒有自覺，卻會因潛在性負擔而出現症狀。

【治療】

即使檢查後確認沒有疾病，但不安感和憂鬱狀態還是存在，則可尋求心理諮詢或接受精神科的治療。

發現自己有興趣的新事物、結交志趣相投的朋友、享受運動或嗜好的樂趣等，都有助一掃心理的陰霾。

醫師信箱

出現酒癮

Q 心裡感覺有些寂寞，於是喝酒解解悶，豈知最後卻上癮。我是否已罹患酒精上癮症呢？

A 妳是每天喝酒嗎？若能一週有一、兩天不喝酒，讓肝臟休息而不會有不舒服，就還不致於惡化到上癮症。

若妳已經喝酒成習慣，即使瞞著人也非喝不可，就是酒精上癮症了。

酒精對女性的影響會出現比男性快二倍的速度。注意一週一兩天不喝，以及不可喝過量。把喝酒的時間改成做做運動或其它感興趣的事，轉移想喝酒的注意，也是不錯的方法。

牙科

牙周病

【症狀・原因】

食物的殘渣和口腔內的細菌聚集形成齒垢，就是造成蛀牙和牙周病的主因。

牙周病又稱為齒槽膿漏。這是齒垢的細菌引起牙齦發炎（牙齦炎），嚴重時會在牙齒和牙齦之間製造牙周袋，在牙周袋中累積齒垢或齒石使發炎更惡化，最後出現化膿（牙周炎）。因為牙齦變得脆弱，支撐牙齒的齒槽骨萎縮，結果造成牙齒搖動，甚至脫落。

支撐牙齒的齒槽骨和牙齒周圍的牙齦，會隨著年齡增長而萎縮。所以中年以後容易罹患牙周病，若保養不好會加速惡化。

其實只要妥善刷牙，即可改善牙齦炎的症狀。反之，即使做了牙周病的治療，但刷牙不切實，很快又會故態復萌。

【預防・治療】

牙周病是牙齒的生活習慣病，無論預防或治療，重點都在刷牙。但千萬要注意，刷牙要是過於用力，反而會傷到牙齒和牙齦。

刷牙的要訣是，沿著牙齒成長的方向，一顆一顆的清潔。尤

牙周病的簡單檢測

☆若有以下症狀，請趁早診察

- 食用冷的、熱的食品就會刺痛
- 食物常卡在牙齒之間
- 起床時口腔黏黏的
- 牙根變長
- 有口臭

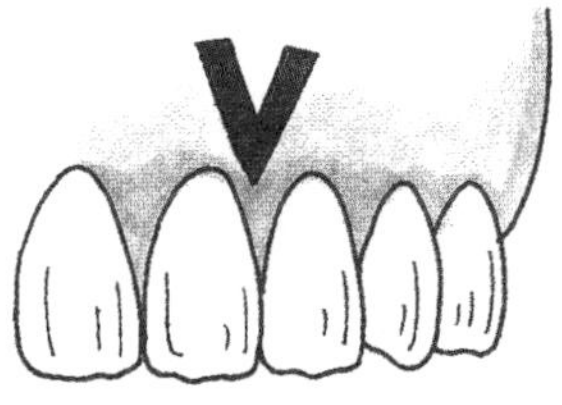

健康的牙齦是牙齒和
牙齦的交界處呈V字型
牙齦不會覆蓋牙齒
發現牙根變長就要注意

其是牙齒和牙齦之間，以及牙齒的裡側更需要仔細刷。齒縫則可使用齒間刷或牙線等。

不要擠太多牙膏，以免使口腔內充滿泡沫，看不見哪裡刷不夠乾淨。如果使用含研磨劑的牙膏用力刷，反而等於在磨損牙齒的表面。刷牙其實不需要太多牙膏，可減少牙膏用量。

若餐後無法刷牙，可改用喝茶或水的方式。尤其是綠茶具有抗菌作用，對預防牙周病裨益良多。

軟黏的食品容易殘留在口腔或牙齒表面。蔬菜、海藻或蕈類等纖維質食物，有助保持牙齒健康。

正確的刷牙方法

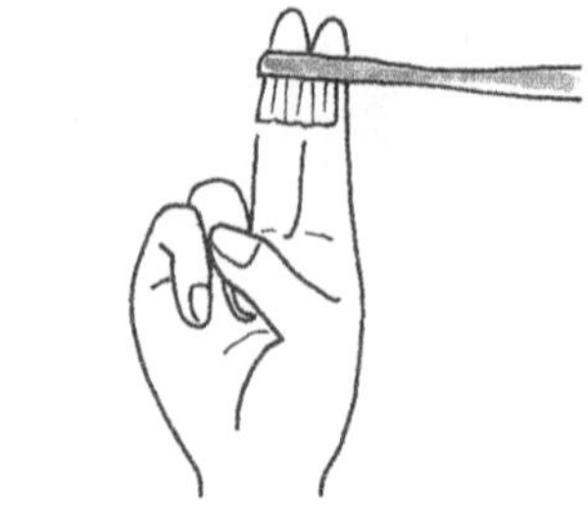

使用刷毛較少的牙刷

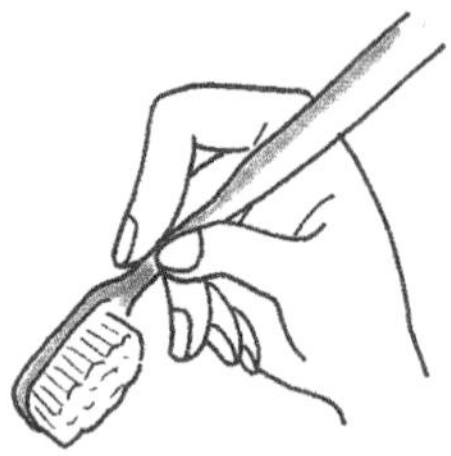

以握鉛筆的方式，避免太用力，
不要用牙刷側面刷牙

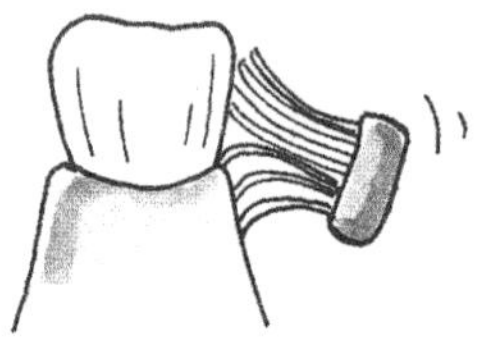

抵在牙齒和牙齦的交界處，
小幅度的震動

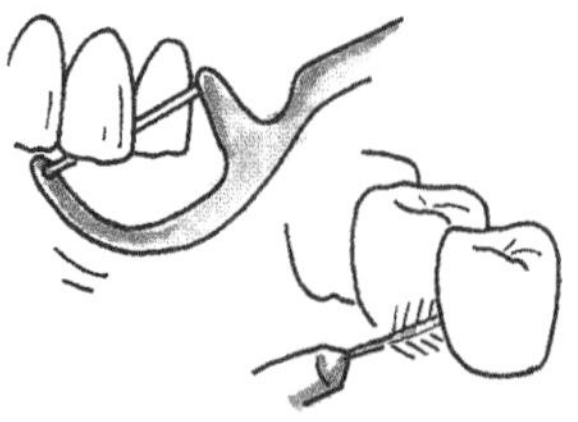

齒縫要用牙線或齒間刷

眼科

老花眼

【症狀・原因】

看不清近物就是老花眼，是年齡增長所引起的生理現象。

一般而言，平均四十五歲開始就會看不清近物。一些手工作業不再是輕而易舉的事，要是勉強繼續做，將使眼睛疲勞而引起頭痛。

老花眼的形成，是水晶體彈性降低，能幫助水晶體對焦的睫狀肌肌力也隨之降低。老花眼的人看得清遠方，但近物反而對不準焦點。一般而言，四十五歲左右，看的物體必須離開眼睛三公分左右，否則焦點就不合。

【對策】

老花眼鏡能夠調節眼力降低所造成的不便。需要調節到什麼程度呢？是因用途而異。

若是使用電腦或文書處理機，就要調整為五十公分左右，眼睛才不容易疲勞。換成看文字，就換成三十公分左右的距離，使焦點吻合才會看清楚。眼睛的調節力降低，會一直到六〇歲左右為止。所以，一～二年就要接受眼科檢查一次，配一副吻合視力的眼鏡來使用。

醫師信箱

老花眼有必要檢查嗎？

Q **在眼鏡行可以找到方便使用的老花眼鏡。若戴起來能夠清楚識物，是否就可以不接受眼科檢查呢？**

A 配置老花眼鏡的手續很簡單，甚至隨處都可以買到。

可是，如果眼鏡未配合老花的程度，很容易引起眼睛疲勞，所以還是要接受專科醫師的診察，開出正確的處方。

眼睛可說是全身的鏡子，尤其在眼底鏡檢查之下，還能查出動脈硬化的疾病。就我個人認為，老花眼的檢查是必須的，可進一步定期接受視網膜、眼底或眼壓的檢查。

青光眼

【症狀・原因】

青光眼，是眼睛房水未順利排水所造成。一般而言，青光眼會因眼壓過高，使視神經受到壓迫，造成視野缺損，若是不管有失明之虞。眼壓是以一〇～二〇mmHg為基準值，但後來發現，有的青光眼患者眼壓是正常的，但視神經則有障礙。

最常見的開放隅角青光眼，此病的房水出口是開的，但會阻塞而造成排水不順，正常壓青光眼也是屬於此類。初期並無自覺症狀，視神經在十～二十年間受到壓迫，造成視野缺損。

閉塞隅角青光眼常見於中年女性。症狀是房水出口阻塞、突然出現眼睛疼痛、劇烈頭痛、噁心、嘔吐、肩痠痛等。若逐漸阻塞會出現微微頭痛、眼痛，或看得見電燈四周彩虹般圓圈的虹視症等。

【對策・治療】

不要只靠自覺症狀來判斷，而要定期接受眼科檢查。尤其若血親中有青光眼、近視度數深的、有糖尿病等要特別注意。不僅要做眼壓檢查，而且要做眼底或視野的檢查。偶而閉一隻眼檢查視野。

因青光眼受壓的視神經是無法復原的。所以，要進行遏止惡化的治療。開放隅角青光眼，是以點眼藥和內服藥控制眼壓。閉塞隅角青光眼，則以雷射打通房水的通道。

●閉一隻眼睛檢查青光眼的視野

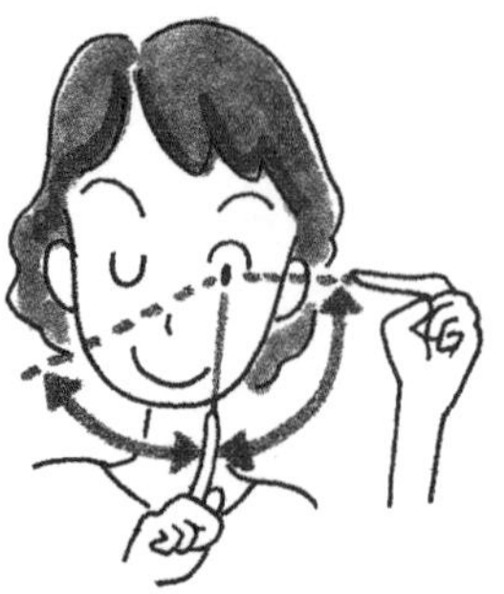

正常的視野是鼻側60度、耳側 100 度

眼科

白內障

【症狀・原因】

大部分的白內障，都是因眼睛的水晶體老化、混濁所引起。多數是從六〇歲開始發症，過了七五歲，有九成以上的人都有水晶體的污濁。

這時會出現以下症狀：戴著眼鏡視線還是模糊、到亮處會一陣暈眩睜不開眼、看東西有重影等。拿下老花眼鏡反而看得更清楚，誤以為老花眼好轉。其實，這只是短暫的現象。很快又會恢復一片朦朧，只是不會再疼痛或充血。

【治療】

輕度白內障對視力影響還不大，可以點眼藥或內服藥防止惡化。

若是視力惡化到影響日常生活，就要考慮接受手術。手術會去除混濁的水晶體，放入人工鏡片代替，手術安全又不花時間，很多病例顯示視力好轉許多。

近來，白內障手術常使用先摺疊再插入，在眼中擴張的鏡片。開刀當天即可出院。

醫師信箱

白內障可以預防嗎？

Q 白內障可以預防嗎？我剛開始進入更年期，還來得及嗎？

A 白內障是老化現象，無法完全防止。要看水晶體的狀態。一般來說和氧化有關係，所以可以多攝取具有抗氧化作用的維他命E或C，多吃蔬菜和水果，不偏食。

紫外線會加速水晶體的混濁，所以要善用可隔絕紫外線的墨鏡、洋傘或帽子。此外，糖尿病患要注意控制病情。

第5章

健康快樂安排更年期之後的生活

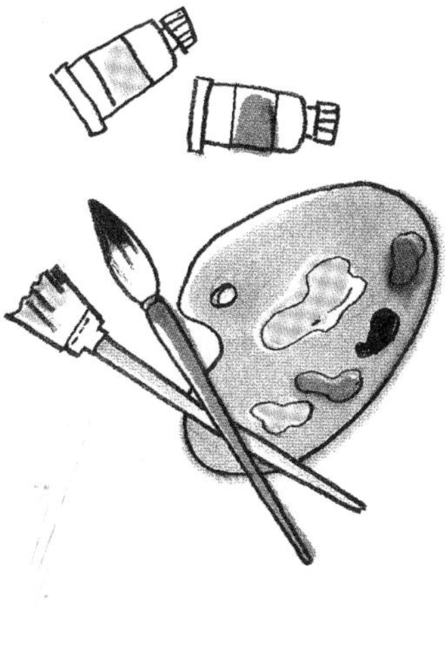

度過更年期有訣竅

注意身心雙方面的健康

到了更年期，身心雙方面都會出現各種狀況。像過眼雲煙般，一旦過了關卡，就能了解原來許多的問題和症狀全都是更年期變化所引起的。

在當下面對各種症狀時，很難以這樣的態度觀察自己，誰都不敢保證沒有嚴重的病症隱藏在背後。

其實在更年期出現的各種症狀，正是妳重新檢討自己健康的絕佳機會。因為一直走到現在，是應該檢討自己身體健康的時候了。採取住院的精密檢查是方法之一，不過像私人機構的健康診察或癌檢診等，都可以加以利用。培養了解自己狀況的醫師，趁著病情還不嚴重之前，就要養成接受診察的習慣。

準備迎接健康快樂的後半生

健康無後顧之憂，接著要準備的是過健康快樂的後半人生。

更年期是人生下一階段的開始，雖然無法再像年輕時那樣有活力，但累積到現在的經驗以及積極向前的心，就足夠使後半生過的比以前更充實。

因此，可將更年期當做一個準備時期，好好度過更年期吧！

健康快樂度過更年期

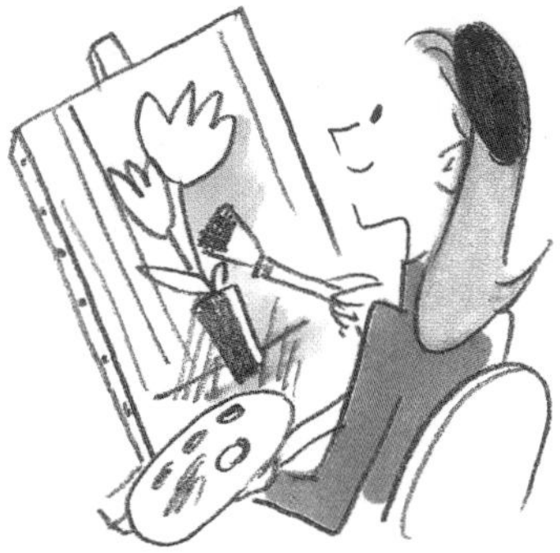

多為自己設想

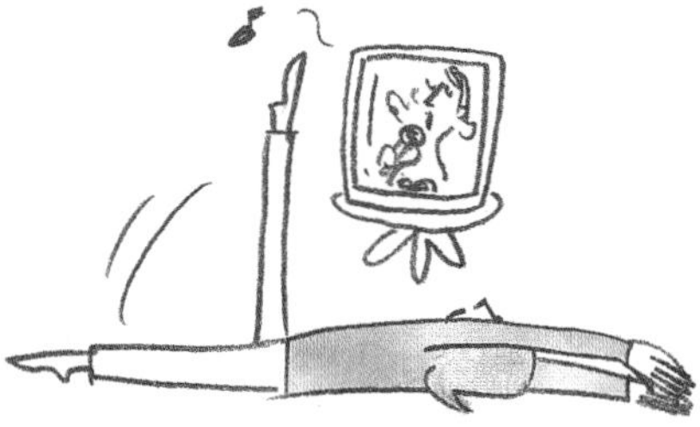

多活動身體

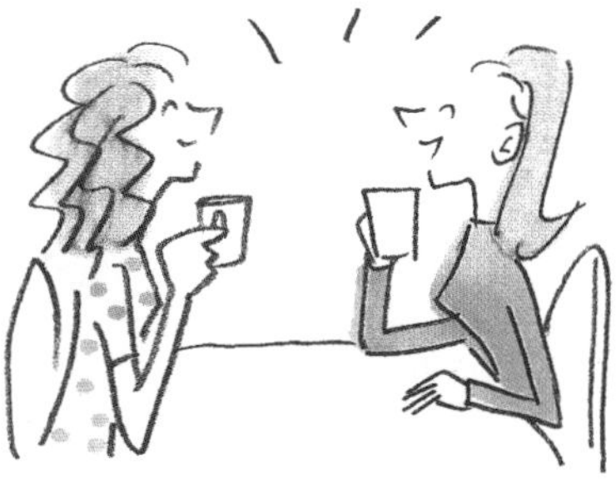

和志趣相投的朋友聊天

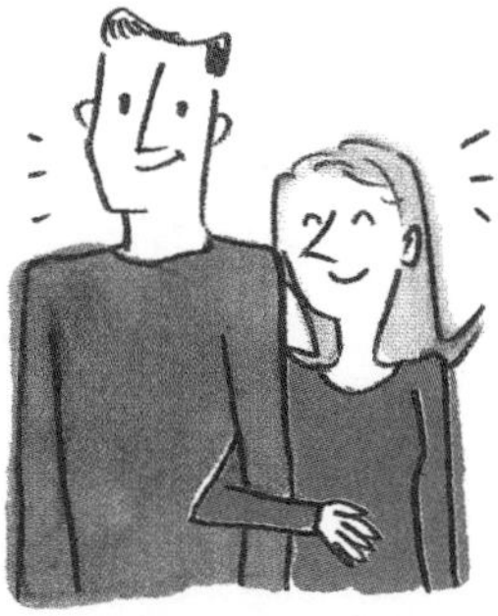

和丈夫的溝通更重要

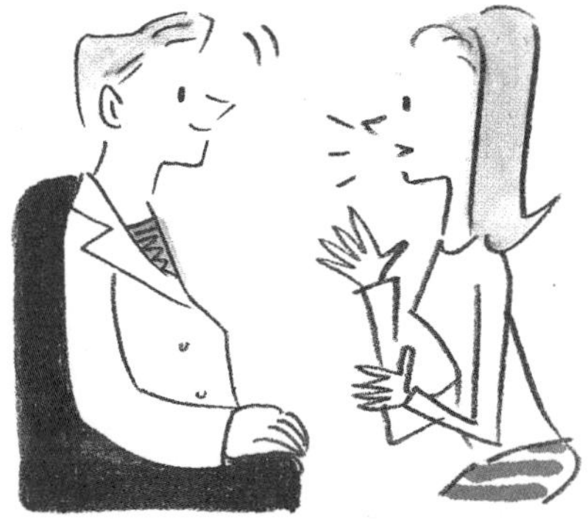

若有身體症狀儘快找醫師

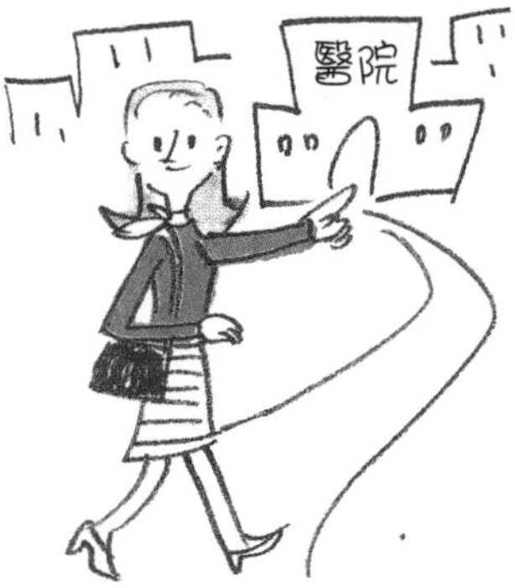

定期接受健康檢查

姿勢

脊椎骨挺直，維持青春

千萬不可以放任肌肉鬆弛

最近，妳是否有在鏡前看自己的全身呢？妳應該在外出前，或上班途中，稍微檢查一下全身和側身的姿態。是否有駝背？腹部是否突出？實際上，身心兩面都很疲累時，時常會反映在姿態上。

由於年齡增長，難免會失去有彈性的身體，肌肉的張力會降低、臀部下垂、腳踝不再結實。妳是否變得坐下兩腳就自然張開呢？

下意識挺直脊椎骨，收縮腹部

常年沒有運動習慣，姿態就會漸漸放鬆，這時就要下意識加以矯正。

清晨起床時，不妨先以左頁的方法端正姿勢。坐椅子時，要抬頭挺胸，伸直脊椎骨。穿戴衣物綁緊腰帶，脊椎骨自然就會伸直。

肌肉鬆弛不僅外觀不好看，還會影響平時的體況。

例如經常低頭工作，肩膀就容易痠痛。甚至因此導致頭痛或手麻木感。小腹過於突出，也會因重擔而引起腰痛。

改善姿勢，就不容易引起肩痠痛

只要矯正低頭的姿勢，即可

預防肩頸痠痛，也不容易發生頭痛。收腹、挺直脊椎，強化支撐腰的肌肉，就不容易發生腰痛。改善姿勢，收縮下腹，就容易深呼吸。慢慢的深呼吸，很快就能消除焦急的情緒。

若身心兩面都很疲累，就先檢討姿勢。端正了姿勢，心情自然開朗。

端正姿勢，變成美人

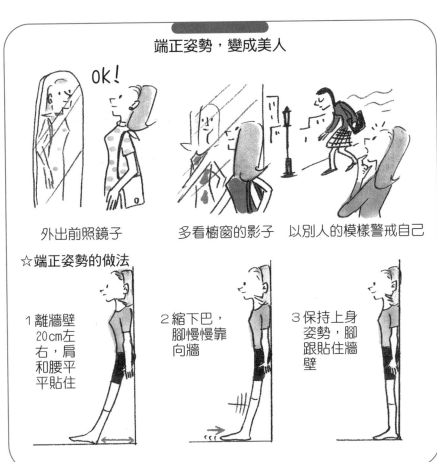

OK!

外出前照鏡子　　多看櫥窗的影子　　以別人的模樣警戒自己

☆端正姿勢的做法

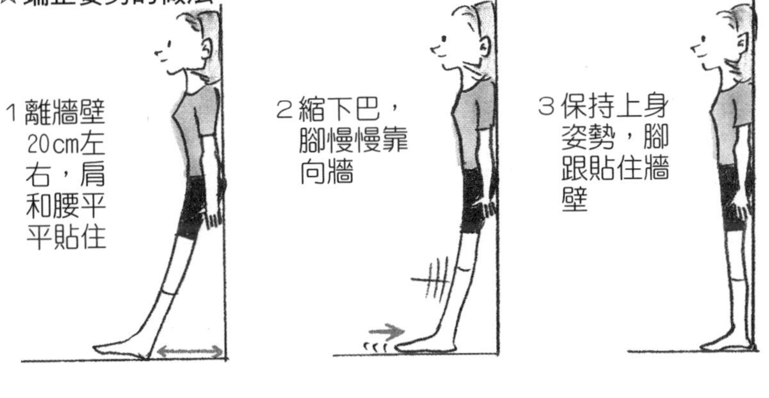

1 離牆壁20cm左右，肩和腰平平貼住
2 縮下巴，腳慢慢靠向牆
3 保持上身姿勢，腳跟貼住牆壁

體重

避免肥胖，改善體況

肥胖是疾病的溫床

有肥胖傾向的人，皮膚不起皺，有張力感，乍看之下似乎很健康。但根據中醫的觀念，認為肥胖是虛症，體力低下，現代醫學也認為肥胖是各種疾病的溫床。

所以，因肥胖而有高血壓、高血脂或糖尿病的人，只要減肥後疾病即可好轉。

腰痛通常是因肥胖而引起。另外像乳癌、子宮內膜癌或膽結石等，肥胖也是危險因子。

更年期容易肥胖

女性一到更年期，身體需要的熱量減少，但飲食量卻和以前一樣，對美食的偏好更提高，而且有更多時間充分享受點心之樂。有時家人不回家吃飯，往往主婦就會把多出的一份也吃掉，

●ＢＭＩ式體重核對

ＢＭＩ是以下列算式求得。如果ＢＭＩ在22左右，平均來說，是最容易產生疾病的數值。

ＢＭＩ＝體重（kg）÷身高（m）÷身高（m） 計算妳的ＢＭＩ，核對是否肥胖。

ＢＭＩ	日本肥胖學會 1999 年	世界衛生組織（WHO）1998 年
18.5 以下	低體重	低體重
18.5以上 25以下	普通體重	正常
25 以上 30 以下	肥胖 1 度	肥胖前階段
30 以上 35 以下	肥胖 2 度	肥胖 I 度
35 以上 40 以下	肥胖 3 度	肥胖 II 度
40 以上	肥胖 4 度	肥胖 III 度

●體脂肪

成年女性的體脂肪率正常範圍是20～25%。超過30%，就是肥胖。

或者陪伴晚歸的家人一起吃宵夜。加上掃除、洗衣等家事變得輕鬆，活動身體的機會減少了。

吃進去的熱量比消耗掉的少，就會使體脂肪不斷增加。三〇歲時還能維持標準體重，但過了四〇歲，進入五〇歲後，逐漸變胖是大有人在。

關注體重，建立不容易胖的體質

迎接更年期之後，經常關注體重成為一件重要的事。要每天測量體重，保持標準體重。飲食只能吃七、八分飽，注意零食或酒的高熱量。千萬避免把剩菜剩飯吃光。

建立不容易胖的體質，就要鍛鍊肌肉，燃燒熱量。做家事或購物是鍛鍊肌肉的絕佳方法。勤快活動身體，不必減少飲食，就不會胖。

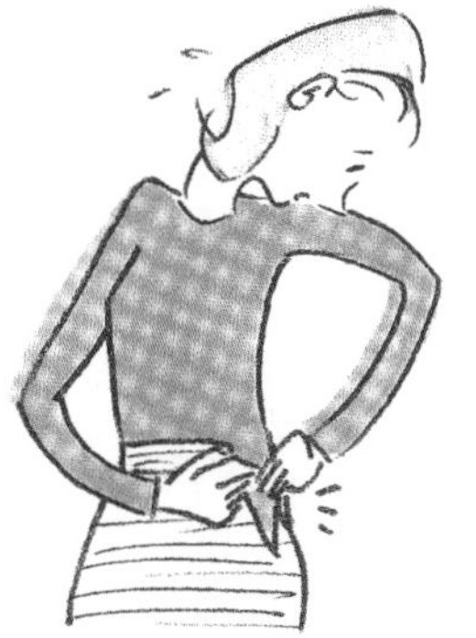

衣褲變緊就要注意

醫師信箱

何謂內臟脂肪型肥胖？

Q **肥胖可分為皮下脂肪型和內臟脂肪型。內臟脂肪型肥胖是怎樣的肥胖呢？**

A 人的身體會在皮下和內臟的四周，蓄積著體脂肪作為熱源。萬一此量超過需要量，就是肥胖。若是內臟四周的脂肪過多，就會引起心肌梗塞等。從更年期開始，若不注意飲食運動，就容易形成腹部三層肉的內臟脂肪型肥胖。

一般而言內臟周圍雖容易形成脂肪，但也容易減少。減少的方法，以飲食八分飽以及適度的運動為要。

運動

快走方法要正確安全

確認自己的走路姿勢

快走是老少咸宜、隨時隨地可做的安全運動，一面吸入氧氣，一面用自己的步伐快走，可提高心肺機能、解除壓力。

可是，依快走的方式不同，有時也有可能損及健康。首先要注意行走的姿勢。要是長年習慣的走法錯誤，反而會增加骨骼或肌肉的負擔。步伐大一點固然不錯，但身體是否左右搖晃呢？鞋底只會磨損外側嗎？如此的行走法，不僅會造成蘿蔔腿，還會加重腰部負擔，引起腰痛或頭痛。所以要下意識的收縮腳內側的肌肉，維持腳部平均受力，不可將重心完全放在小趾。

不走柏油路，改走土面的道路

若有腰痛或膝蓋痛，一開始就走一小時，會使負擔過重。長時間走在柏油路上，會增加腳、腰、脊椎骨的負擔。可能的話，要盡量走在公園等土面上。

一般而言，除非持續運動二十分鐘以上，否則燃燒脂肪的效果並不大。

根據最近的研究發現，即使十分鐘的運動，只要次數多，也會有很好的運動效果。養成快走習慣，享受景色、芳香、清風之樂。

正確快走

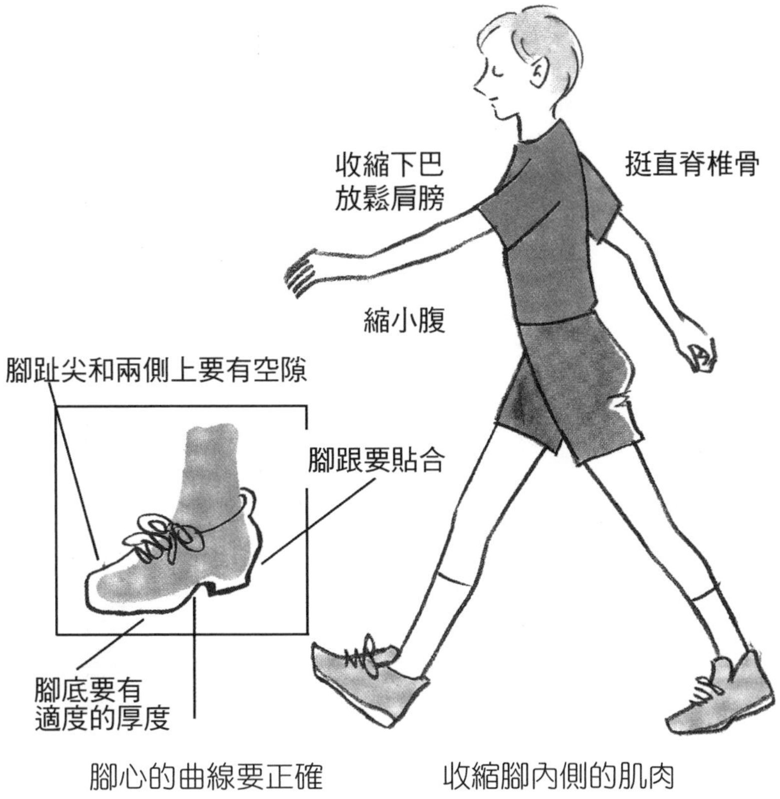

醫師信箱

除了步行，還有什麼好運動？

Q 我在年輕時曾是運動員，如今要我只是走個路實在不太過癮。請問還有什麼好運動呢？

A 當過運動員的人，現在只是快走，當然不會運動後酣暢淋漓的感覺。

建議可以嘗試游泳、騎自行車、慢跑、長跑、有氧運動等，這些運動都對健康幫助很大。尤其游泳，是平時少活動的手臂等，都能活動的全身運動。

只是以前當過運動員的人，難免會有運動過度的傾向。小心別讓膝蓋或腰受傷，同時見好就收，千萬不要過度勞累。

運動

伸展操可保持身體柔軟度

伸展操可有效鬆懈痠痛

人上了年紀以後，柔軟度變差，運動能力降低，有時一不小心就會閃到腰。伸展操可以好好伸展肌肉，有效保持柔軟度。

伸展操可做為個別的一項運動。同時，又適合作為其他運動前的暖身運動，以及運動結束後的放鬆運動。

在長時間持續相同姿勢後，做一下伸展操，即可柔軟痠痛的肌肉。

如果在開始一日活動的上午做伸展操，會感覺全身很輕快，頭腦清晰。

在許多健康操中，都有針對身體某單一部位的伸展操。下意識伸展某一部位，會使運動效果更大。

緩慢伸展，動作不要大

想要使伸展操有效果，就要盡可能緩慢地伸展，直到感覺緊繃時，原狀保持十~三十秒。

不必動作太大，否則會傷到肌肉。避免力道過重。血液循環順暢，再做伸展操，帶著好心情伸展各部位。沐浴後，更推薦你做伸展操。寒冷的天氣可以做原地踏步，使身體溫暖後再做。

床面太柔軟，會無法完全伸展。所以，務必在鋪上墊子的地板上做。

簡易伸展操

☆在床上做

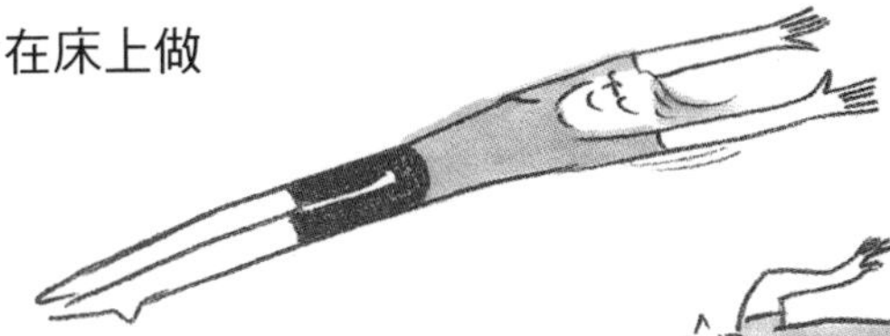

腰部伸展
把一邊的膝蓋拉倒到另一側，打直腰部

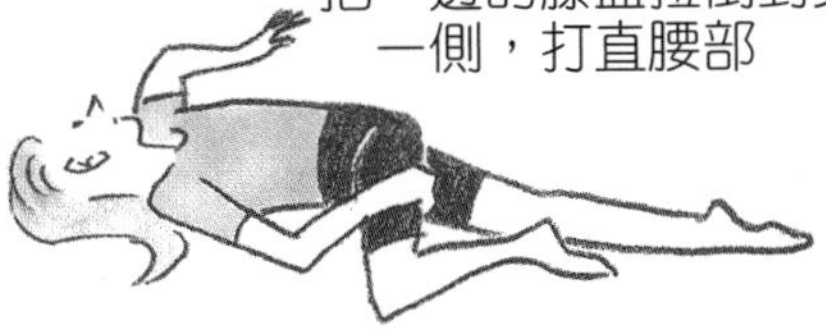

全身伸展
伸展手尖、趾尖、脊椎骨

☆伸展腿部肌肉

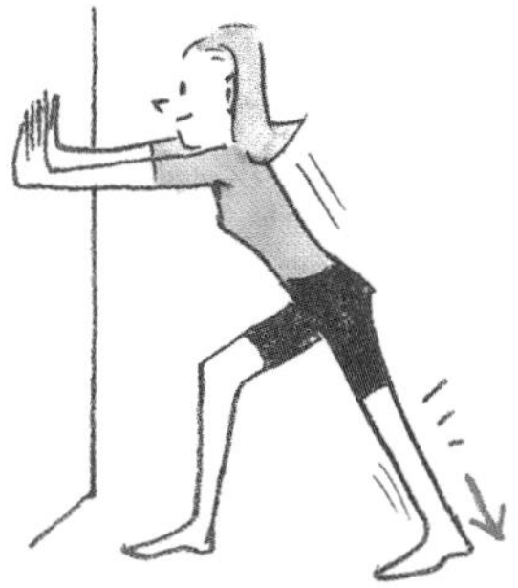

腿肚
兩腳前後張開，後腳跟抵住地面，彎曲前腳膝蓋

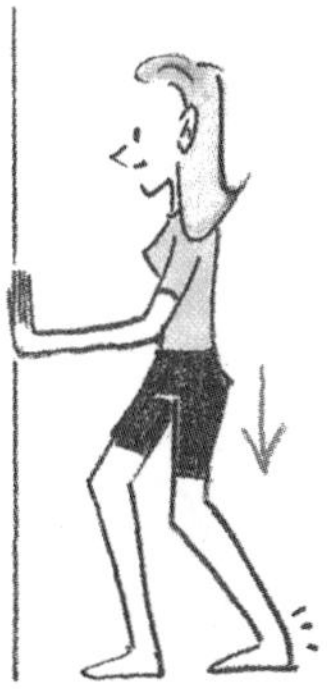

阿基里斯腱
縮小兩腳的間隔，體重壓在後腳上，彎曲雙腳

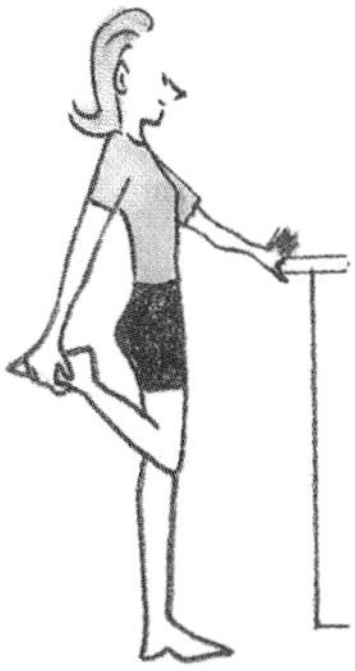

大腿前側
用同側的手抓住腳踝，拉向臀部

☆邊看電視邊做伸展操

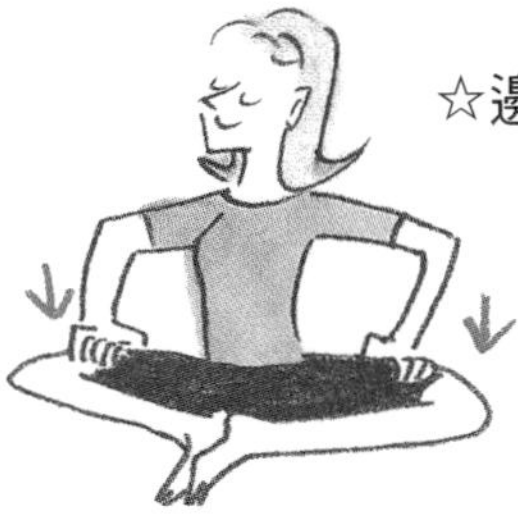

鼠蹊部伸展
兩腳底貼緊，膝蓋慢慢往下壓，藉以伸直大腿內側

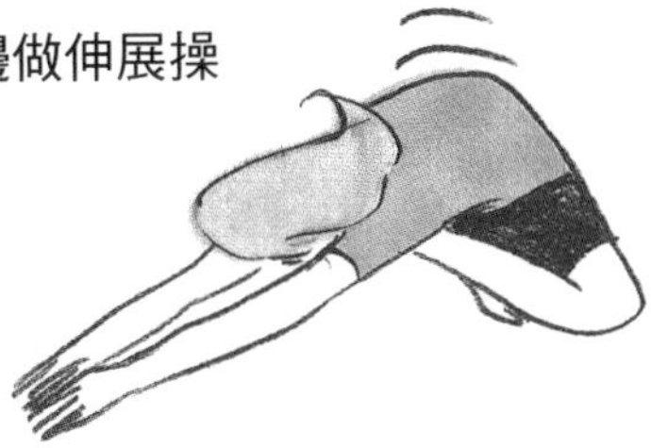

腰・背伸展
兩腳交叉，從腰開始慢慢彎曲，直到上半身前傾

運動

防止骨質疏鬆症和肥胖

肌力會逐年降低

年紀大了以後做運動，以有氧運動最好。不過，要維持逐年降低的肌力，這樣還不夠。

尤其女性很容易罹患骨質疏鬆，所以一定要鍛鍊支撐骨骼的肌肉。鍛鍊肌力，肌肉當然也會發達。事實上，這還有助於預防肥胖。

肌肉是特別會消耗熱量的組織。所以鍛鍊肌肉，可使熱源被儲存為體脂肪之前，先到肌肉被利用掉，而不會積存體脂肪。

要做不必屏息之下負荷大的運動

維持肌力必須要給予一定的重力。但如果是高血壓者，一旦加重力道血壓就會升高，所以要注意。理想的運動是不必屏息，可正常呼吸，但能加重肌肉負擔的運動。

例如手拿稍重的物品，上下抬手臂，可訓練手臂的肌力。

水中運動，因浮力可以讓妳輕鬆活動身體，水壓可以鍛鍊肌肉。

若利用斜坡或樓梯快步行走，將有利於強化下肢的肌力，但前提是必須沒有腰或膝蓋痛。

除此之外，用腳尖站立以收縮腹部，這些都是簡易的肌力訓練。

簡易肌力訓練

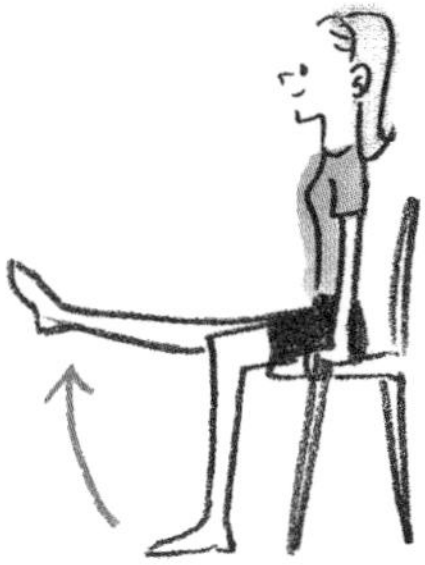

大腿
水平舉起一腳

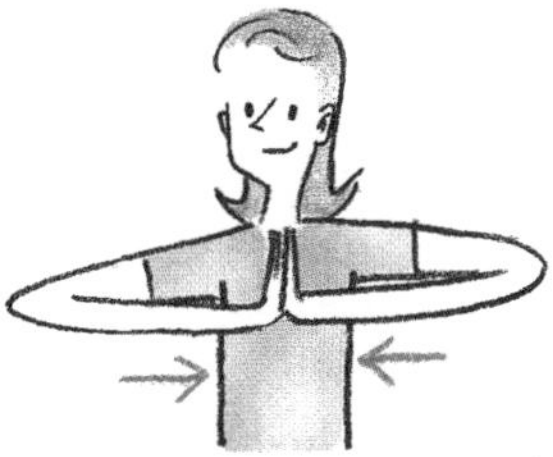

胸、手臂
兩手在胸前合併互推

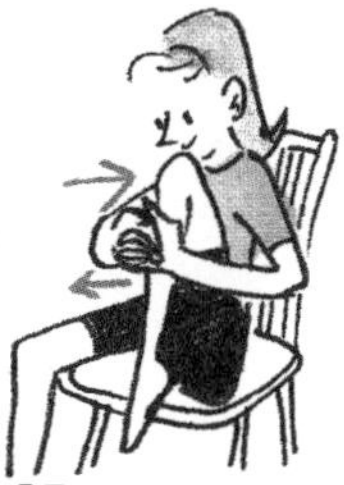

手臂、腿
兩手托住小腿，腳以和
手反方向方式向前伸挺

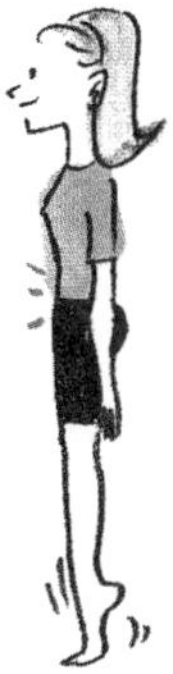

腿、腹部
抬高兩腳腳跟，
以腳尖站立

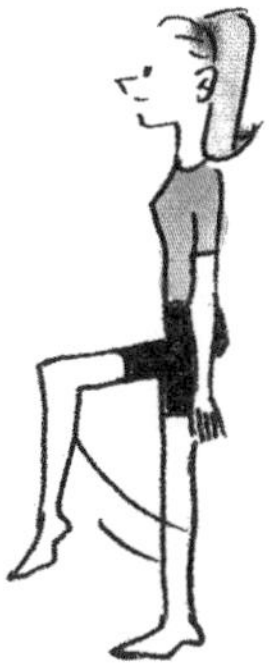

腿肚
抬高腿，原地踏步

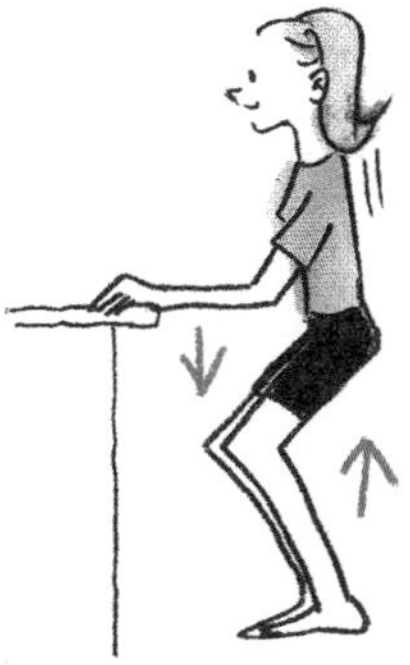

腿肚
放低姿勢蹲下，
再慢慢站直恢復

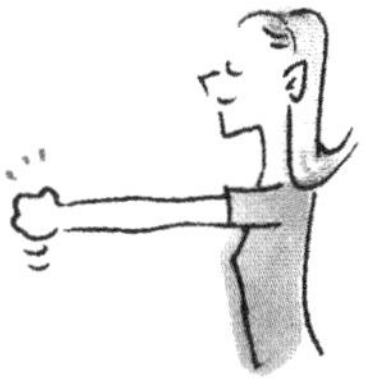

手臂
兩手臂向前伸直，
和肩同高度，
慢慢開合手掌

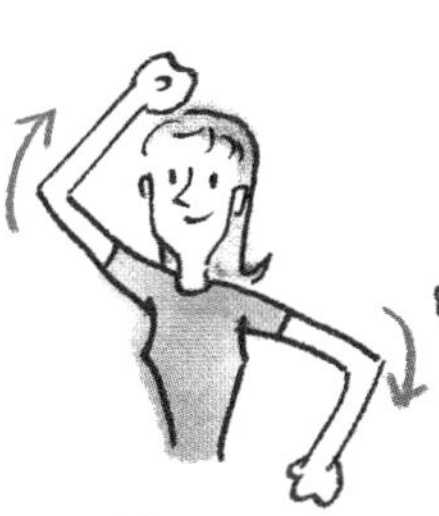

手臂
握拳，輪流慢慢
往頭頂上下抬高

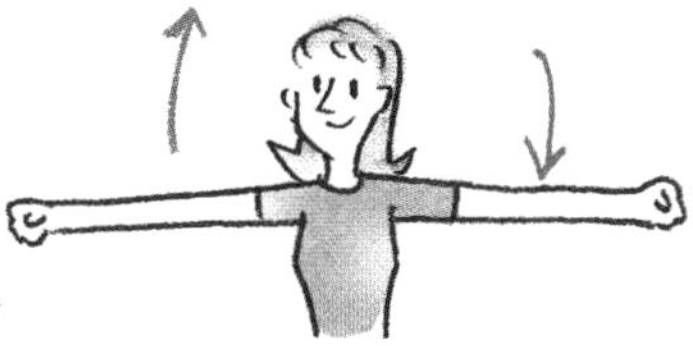

手臂
握拳，雙手平舉與肩
同高，慢慢一上一下

運動

在生活中培養體力

便利的生活使體力降低

電器製品和交通工具的發達，使我們的生活變得便利無比，但是，也因此讓我們失去了很多東西。具代表性的，是讓我們的身體失去很多活動的機會。雖減少因重勞動所引起的外傷或障礙，但相對換來的卻是骨骼或肌肉的衰弱。應變力、反射能力、平衡能力等，都比過去降低許多。

尤其女性因家事勞動的省力，而擁有了更多的自由時間，結果使得活動身體的機會變少。我不是否定文明，但以前生活中可自然鍛鍊體力，如今要是不刻意，就很難鍛鍊體力，這是不爭的事實。

尋找在日常生活中鍛鍊的機會

用心尋找運動的機會，對鍛鍊體力是很重要的。建議各位在日常生活多鍛鍊體力，邊做家事邊運動、利用空閒運動都是很好的方法，不再會感覺懶得活動身體。

例如，在電車裡不要坐座位。找高一點的吊環，伸直手臂，進行手臂的運動。過馬路等紅燈時，以腳尖站立，或收縮腹部。此外，把做家事當作運動，不偷工減料，也可解決運動不足的問題。

做家事可以鍛鍊身體

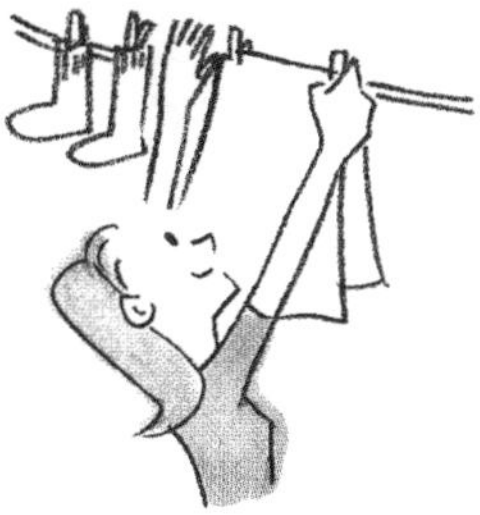
曬衣服

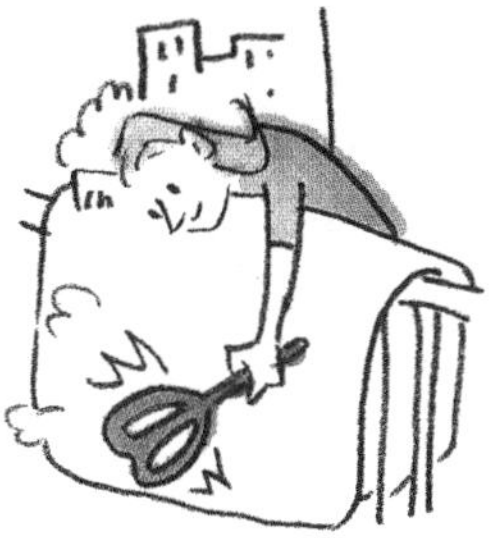
曬棉被

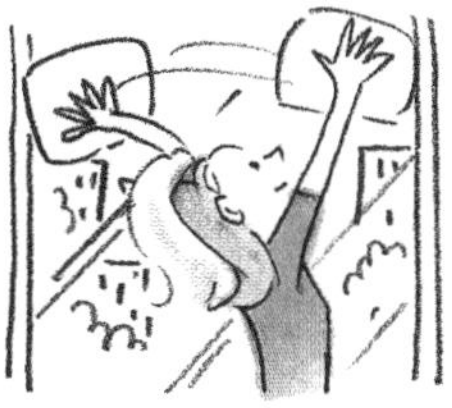
大動作擦拭窗戶

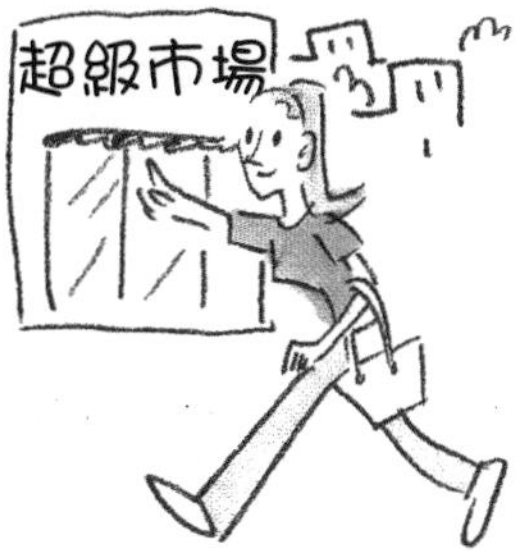

上街購物可大步行走

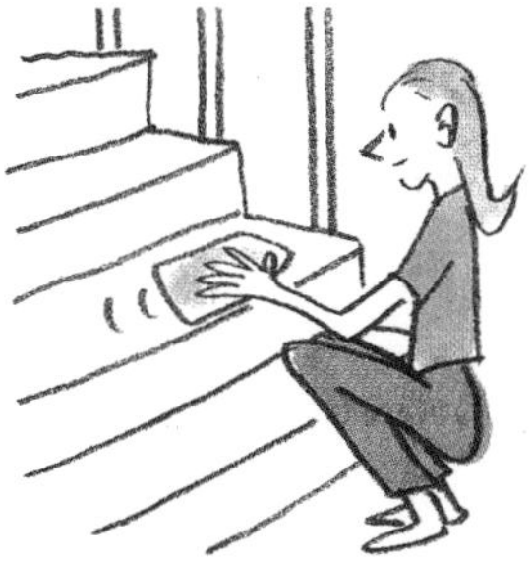
改用不慣用的另一隻手

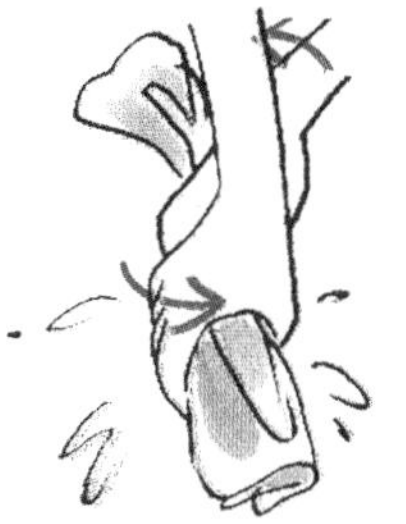
用手絞乾抹布

醫師信箱

有防止跌倒的方法嗎？

Q **很多人在年紀大以後，因跌倒骨折而就此癱瘓在床。有無防止跌倒的訓練法呢？**

A 請問妳閉目單腳可以站立多久呢？這是測試保持平衡能力的測驗。有一個標準是，四〇～五〇歲要站立三〇～六〇秒。

此測驗可用來訓練防止跌倒。要選一個可支撐身體的場所來訓練。

如果行走時搖搖晃晃，會拖著腳走，就要注意。只要有一點高低差，就很容易跌倒。所以，走路時要下意識把腳抬高。

運動

利用游泳池鍛鍊肌力

水的阻力有助於強化肌力

水中運動和游泳是非常好的有氧運動，可加強心肺機能和提高耐力。

同時，可利用水的阻力鍛鍊肌力。即使不會游泳，只要下水活動身體，就能達到運動效果。若能斟酌自己的力氣大幅度活動，效果更好。

此外，適度的水壓更有利於全身的美姿。

浮力可減少膝蓋和腰的負擔

水有浮力，所以腳踝、膝蓋和腰等不致於有太大負擔。體脂肪多，有肥胖傾向的人，因比重低，在水中反而容易浮起來，即使在陸地上沈重不已，在水中也能輕盈活動，享受運動的樂趣。

有氧舞蹈因運動量的多寡有時會加大膝蓋的負擔。但是，在水中就沒有這樣的負擔。若是在溫水游泳池裡，本來在陸地上不容易活動的關節，也會變的靈活許多。

自由式和仰式是手腳並用的全身運動

游泳是手腳並用的全身運動。尤其是自由式和仰式，雙手要大幅度抬高到頭上，所以有助於改善肩痠痛，並鍛鍊胸部肌肉、改善姿勢。但是，蝶式對腰會有負擔，蛙式對膝蓋痛者是不值得推薦的。不妨向指導員說明白游泳的目的，以適當的運動方法鍛鍊肌肉。

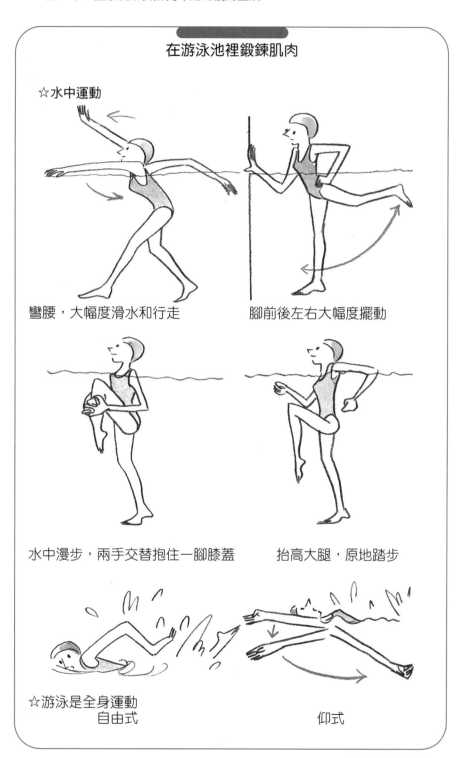

在游泳池裡鍛鍊肌肉

☆水中運動

彎腰，大幅度滑水和行走

腳前後左右大幅度擺動

水中漫步，兩手交替抱住一腳膝蓋

抬高大腿，原地踏步

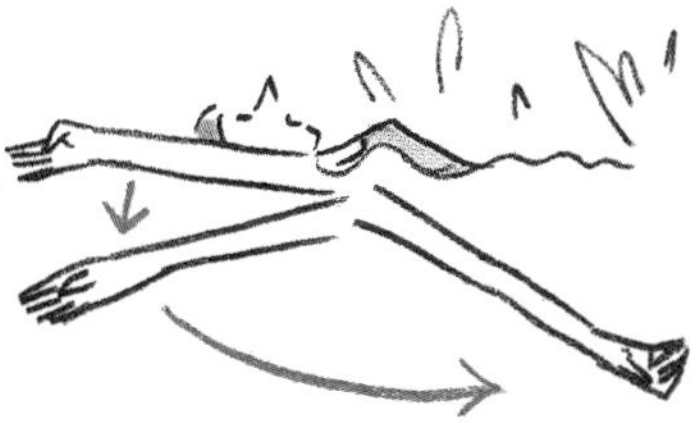

☆游泳是全身運動

自由式

仰式

飲食

更年期飲食生活要點

控制肉和油，多攝取魚、大豆類、蔬菜

更年期以後要注意的要點是，不能下意識吃太多。飲食所攝取的一日理想熱量，是標準體重乘以三〇大卡。如果是身高一五五公分，標準體重是五二公斤，那麼一天的熱量是一五六〇大卡左右。所以，一餐大約五〇〇大卡左右。

控制肉和油，相對多攝取魚或大豆製品、蔬菜等。

若完全戒掉油脂或不吃肉，會降低對疾病的抵抗力，而且會使肌膚和髮色黯沈。所以，各種食品都不能挑著吃，要遵守七～八分飽的原則，且要避免吃太鹹。

水果或果汁不宜攝取過多

有人說自己很注意飲食，可是沒想到還是很胖。仔細了解後，才發現此人點心吃的特別多，陷阱就在水果。

近來水果越來越甜，而水果的果糖容易被吸收，更容易成為體脂肪。如一串葡萄，或三個橘子，就相當於半碗飯（八〇～一〇〇大卡）。又例如橘子汁或維他命飲料等，熱量也是意外的高，千萬不要一日喝好幾瓶。

正常晚餐之後就不要再吃東西，是預防肥胖的重要關鍵。

更年期飲食要注意

☆良好平衡的食品組合

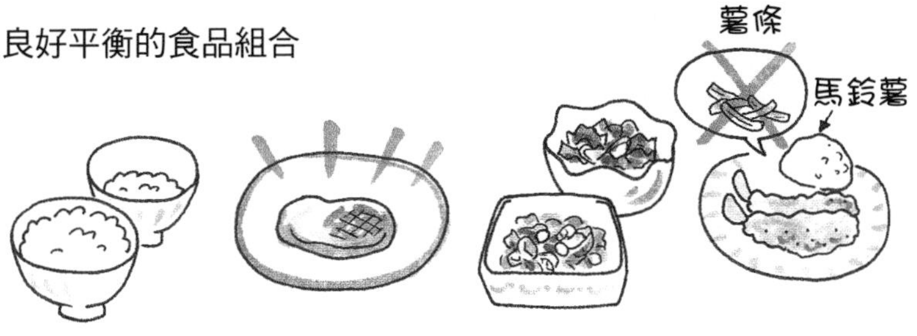

好好吃主食，
白飯吃 1．5 碗

主菜少吃，
肉只吃 50～60 g

副菜多吃

用油多的菜餚
限定一盤以下

☆防止吃過多

不要因嚐味道而多吃

先喝湯再吃菜

一口咀嚼
20 次

雖然可惜，但剩
菜還是要倒掉

☆點心一日 100 大卡以下（100 大卡的標準）

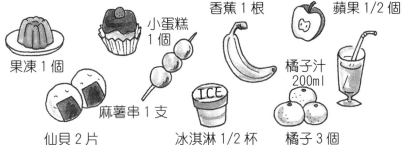

飲食

有效攝取鈣的方法

一日須要六〇〇毫克以上

對更年期的女性而言，鈣可說是不可或缺的營養素。預防骨質疏鬆症，首要在於鈣的攝取。

鈣的必需量一日六〇〇毫克以上，如果是十三～十八歲的青春期以及孕婦，則應該攝取一〇〇〇毫克左右。此外，研究顯示，愛喝咖啡、茶、可樂的人，因為這類飲食會加速鈣流失，因此平時更應注意補鈣。

牛乳等乳製品的鈣吸收率良好

和其他的營養素相比，鈣的缺點是身體的吸收率低。即使吸收率高的牛乳、乳製品，也大約只有五〇％，小魚是約三〇％、蔬菜是二〇％左右。

例如連骨頭一起吃的小魚或蝦米等，弄碎後灑在飯上，更容易吸收。食用醃肉或南洋醃類等骨質柔軟的也很好。豆腐或納豆等容易消化，不僅可以攝取蛋白質，還可以用來補充鈣。

鬆軟白乳酪或脫脂奶粉可多加利用

有人討厭牛乳或乳酪品，怕容易造成肥胖。但事實上，我們應該多加利用低脂肪牛乳或優酪乳等。鬆軟白乳酪或脫脂奶粉，都是屬於低熱量類。脫脂奶粉是粉末狀，大可用來煮咖哩、燉煮湯、泡牛奶咖啡或奶茶等。

另外，速食品中含有磷酸鹽，會阻礙鈣的吸收，應盡量少吃。

多攝取含鈣豐富的食品

☆ 1 次量所含的鈣量（單位：mg）

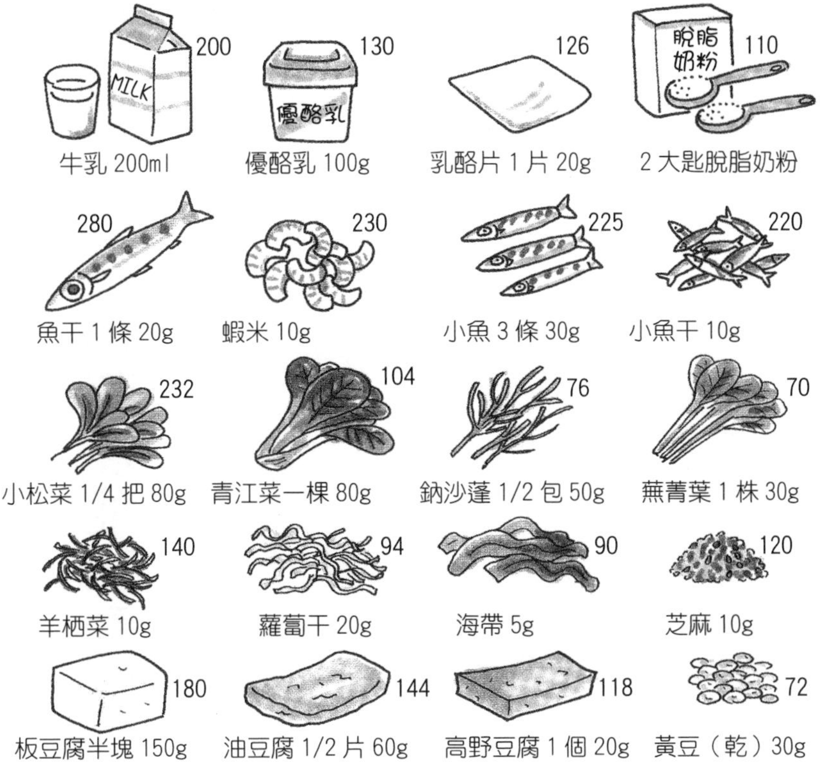

☆能夠有效攝取鈣份的料理

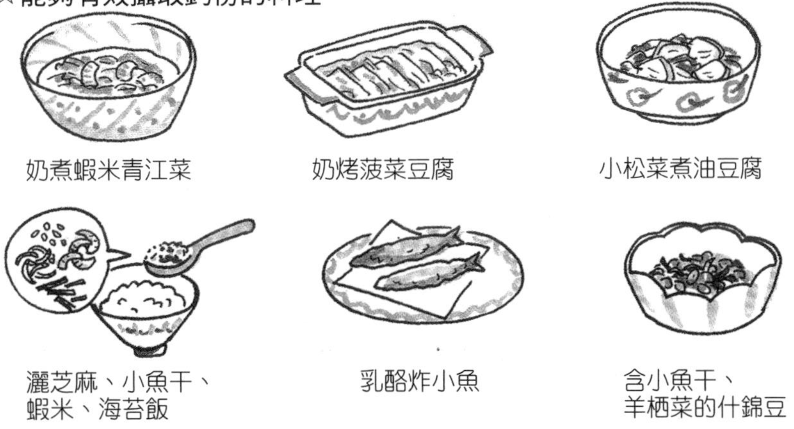
奶煮蝦米青江菜
奶烤菠菜豆腐
小松菜煮油豆腐
灑芝麻、小魚干、
蝦米、海苔飯
乳酪炸小魚
含小魚干、
羊栖菜的什錦豆

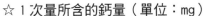

飲　食

抗氧化物質預防癌症和動脈硬化

膽固醇氧化有害健康

更年期以後膽固醇就容易增加，其實膽固醇本身沒有害，因某原因造成氧化，才搖身一變成為引起粥狀動脈硬化的元兇。凡是能以抗氧化物質防止膽固醇氧化，就能夠防止動脈硬化的進展。

根據資料顯示，抗氧化物質可能對癌症預防也有裨益。因為人體內的自由基會致癌，而抗氧化物質能消除自由基的傷害，有助細胞循環成長。

維他命E或C具有抗氧化作用

我們都知道，紅葡萄酒或可可多酚具有強烈的抗氧化作用。可是，要是攝取量過多，將造成熱量過多，對身體更不好。

維生素E或C具有抗氧化作用。維生素E大多含在綠黃色蔬菜裡，如左圖所介紹。此外，維生素E屬於脂溶性，和油脂一起攝取會吸收更好。但是，如果每次都吃煎炸食品，將會造成脂肪攝取過多。應該巧妙的應用沙拉油，或芝麻涼拌等少量油脂。

維生素C畏熱，因此可以攝取生菜或柑橘類等。蔬菜經過烹煮後量會減少，多吃可攝取較多的維生素C。抗氧化物質多含在番茄、洋蔥等各種蔬菜中。

含豐富維生素E的食品

☆一份含有的維生素E量（單位：mg）

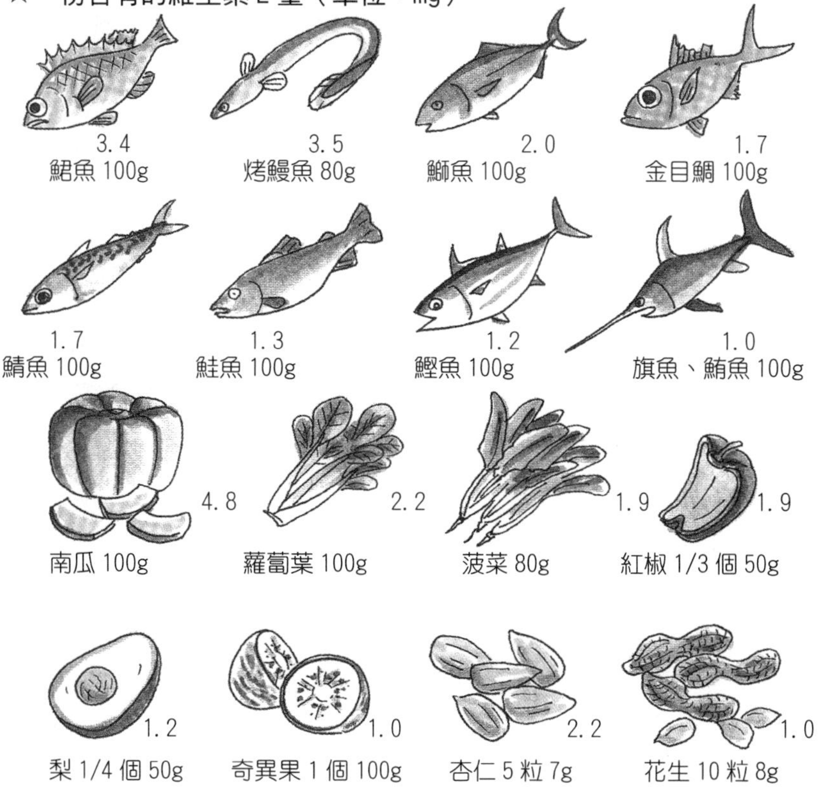

☆抗氧化物質豐富的食物

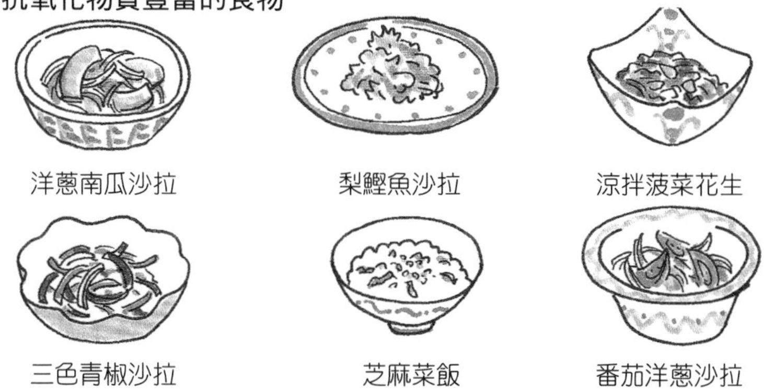

飲食

食物纖維可預防生活習慣病

趕走膽固醇，控制糖質的吸收

食物纖維，可分為非水溶性和水溶性。

蔬菜、穀類、蕈類、芋類等，非水溶性纖維含量豐富。腸中的食物纖維能增加糞便，吸收膽固醇向體外排出。

至於水溶性纖維，以海藻、水果、蒟蒻或豆類等含量最豐富。能夠控制糖質，不被腸管吸收過多。因此，一般認為它不僅可以預防高血脂，而且對肥胖或糖尿病的預防助益頗大。

食物纖維會縮短食物通過大腸的時間，所以有利於更快排除造成大腸癌原因的物質。

多攝取蔬菜、海藻、蕈類、豆、穀類等

以前，我們不知道食物纖維的作用，以為它只是身體的過客。其實食物纖維在通過腸時會同時帶走有害物質。同時，只要多加攝取食物纖維，讓身體有飽足感，尚可預防攝取過多的其他食品，而能夠有效預防肥胖。因此被譽為第六營養素。

食物纖維一日需要量大約二〇～二五克左右。以往人們常利用各種食品來攝取食物纖維，但現代人由於飲食的多元化，相對減少蔬菜、海藻、豆類等攝取，而穀類也採用精製度高，因此近來才有食物纖維不足的現象發生。

若常食用速食或精製食品，就更容易造成不足了。

食物纖維豐富的食品

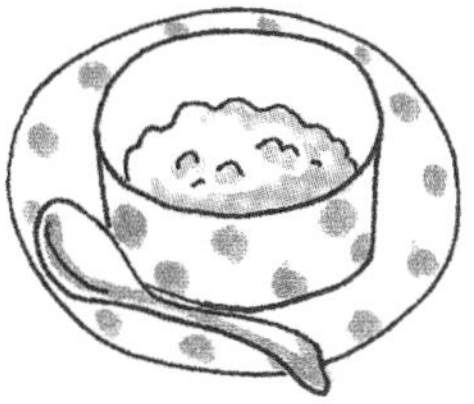

麥片

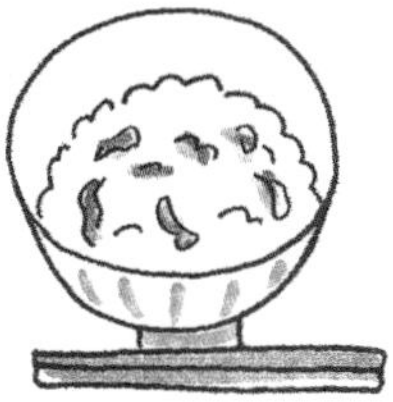

香菇飯

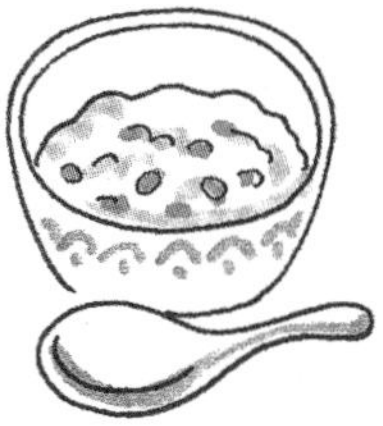

紅豆粥

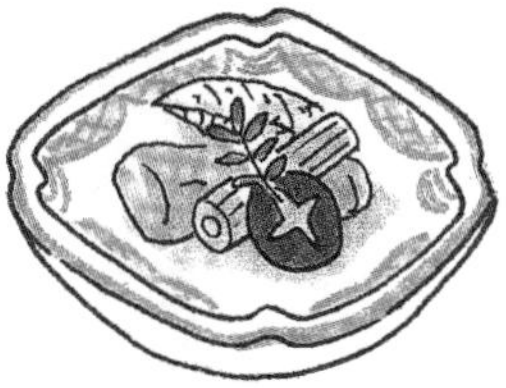

煮蔬菜

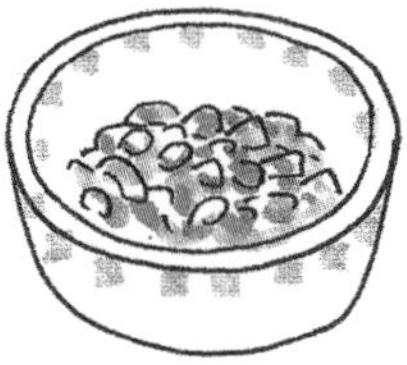

什錦豆

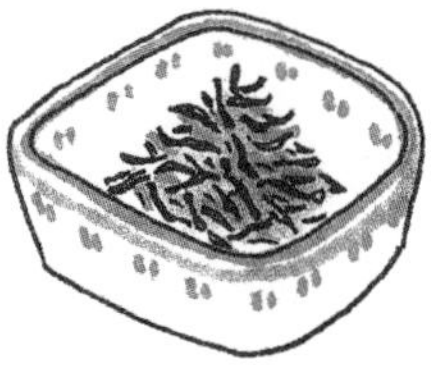

煮羊栖菜

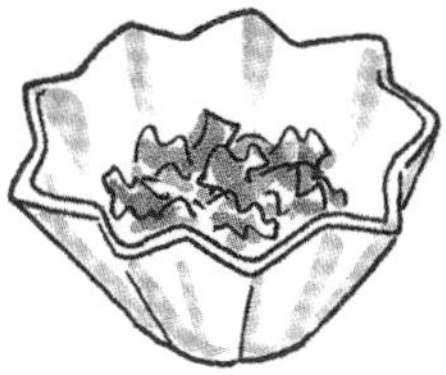

海藻沙拉

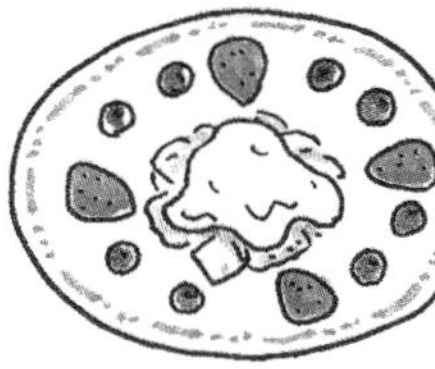

水果沙拉

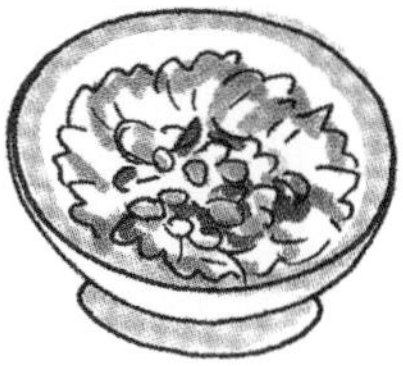

豆類沙拉

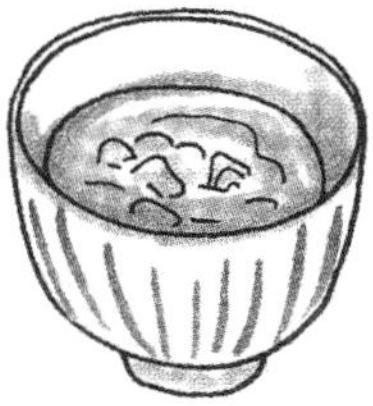

雜煮

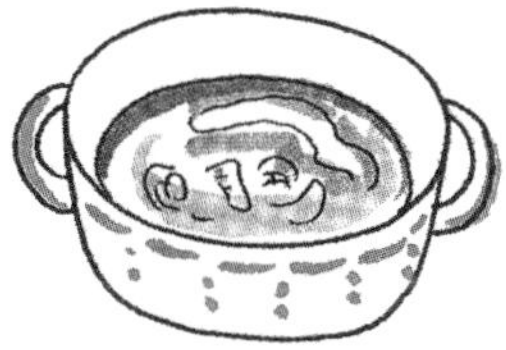

香菇湯

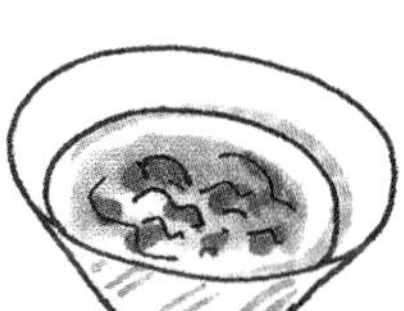

海帶湯

飲食

避免攝取過多的鹽分和脂肪

少油少鹽更能享受食物原味之美

日式料理是以米食為中心，再搭配蔬菜、豆腐、魚等，以營養觀點來說，是理想的平衡飲食，唯一的缺點是鹽分過多。鹽分一旦過多，就會加重心臟或腎臟的負擔，造成高血壓惡化。

鹽分的一日攝取量，一克左右就足夠，根據美國有關單位的建議，一日不可超過五克。

鹽分太少，會讓人感覺味道不夠。其實像蔬菜或魚等新鮮的素材，淡味反而更能突出原有食材的滋味。只要養成細嚼慢嚥的習慣，清淡的口味反而更能品嚐食物的原味。

油應該少量、多種類交使用

脂肪屬於重要的能源，是保持肌膚和頭髮光澤不可或缺的營養素。可是，過多就會和肥胖一樣，容易引起糖尿病或高血脂症等。

近來，大家都在努力研究脂肪的品質，但無論如何，只要量一多就會危害健康。

觀察一般人的飲食內容，我個人認為應該控制肉量，多攝取魚或大豆製品，烹飪上使用的油，規定一日一～二大匙，才能維持良好的脂肪攝取。所以，使用油脂時採取多種類，如芝麻油、橄欖油、大豆油、葵花油等交替使用，而且要少量。

醫師信箱

能減鹽又保持美味嗎？

Q 如果減少鹽或醬油，味道就會不夠。有沒有保持淡味，但仍然美味可口的簡單方法呢？

A 餐桌上的調味料，是先試味道，不夠的份再增添。千萬不要直接淋在菜餚上，而是在小碟子上放少量，即可控制用量。並用檸檬或柚等柑橘類，或其他代用品，即可補充味道，擴大味覺效果。

以醬油調味的料理，可添加蘿蔔泥、薑泥、胡椒等，即可減少醬油的用量。或者，以湯汁或醋來淡化醬油效果也不錯。

●脂肪酸和膽固醇的關係

脂肪酸的種類		內含的主要油脂	總膽固醇	HDL膽固醇	LDL膽固醇	三酸甘油脂
飽和脂肪酸	月桂酸 肉荳蔻酸 棕櫚酸	肥肉、乳製品 椰子油 奶油、豬油 脂肪	↑	↑	↑	↑
一價不飽和脂肪酸	油酸	橄欖油	↓	→	↓	→
n－6系多價不飽和脂肪酸	亞油酸	紅花油 葵花油	↓	↓	↓	↓
	油酸	玉米油 芝麻油、棉籽油 米糠油				
n－3系多價不飽和脂肪酸	EPA DHA	青背魚	↘	→	↘	↓
	亞麻酸	紫蘇籽油 大豆油 種籽油				

酒・菸

酒飲少量，香菸則要禁止

酒精上癮症有增加的傾向。有一句名言需銘記在心：「可以喝酒，但不可以被酒喝。」好好享受適量之樂吧！

所謂適量，以日本清酒來說是一日一八〇毫升左右。紅葡萄酒含有抗氧化作用豐富的多酚，可以享受二～三杯左右。

烈酒應稀釋後再喝，多吃下酒菜，但也不要吃太多。值得推薦的食物是：蔬菜、海藻、香菇、豆腐、魚等，低熱量的素材

飲酒過度會導致生活習慣病

適量的酒，可以改善血液循環，減少膽固醇，有利於解除壓力。尤其和志趣相投的朋友對飲，酒將成為談話的潤滑劑，菜吃起來更津津有味。

可是，酒過量會使血壓上升，造成糖尿病、高血脂、肝病等惡化。女性受到酒精的影響，會比男性快二倍。近來，女性的

●酒的熱量基準

清酒	1 公合（180ml）	198 kcal
紅葡萄酒	玻璃杯 2 杯（200ml）	146 kcal
白葡萄酒	玻璃杯 2 杯（200ml）	150 kcal
啤酒罐	1 罐（350ml）	137 kcal
啤酒	中瓶 1 瓶（500ml）	195 kcal
啤酒	中杯 1 杯（500ml）	195 kcal
白蘭地	玻璃杯 1 杯（30ml）	73 kcal
威士忌	雙份 1 杯（60ml）	139 kcal
毛酒 20 度	杯子 1/3 杯（60ml）	68 kcal
梅酒	玻璃杯 1 杯（30ml）	42 kcal

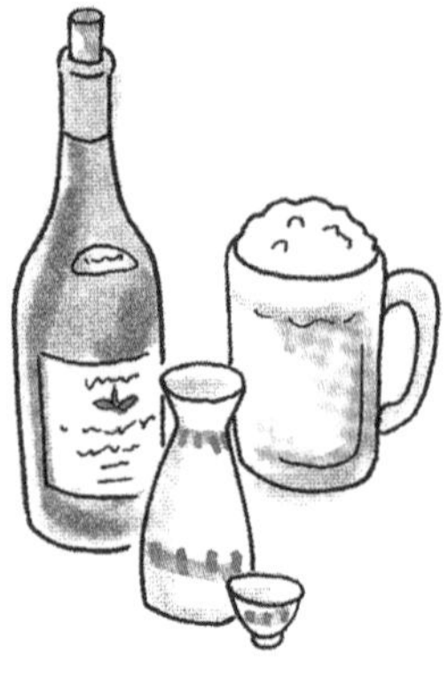

具有獨特味道的淡味菜餚。

吸菸對肌膚、頭髮、牙齒的健康有害

香菸會使末梢血管萎縮，且含有致癌的有害物質。有害肌膚、頭髮和牙齒的健康。長年吸菸的人，牙齒背面大多會變茶色。

現在歐美各國的吸菸人數正大幅減少，但東方女性的吸菸率卻逐漸上升。香菸的依賴性高，一旦成了習慣就很難戒除。不少人以為，一旦戒菸就會肥胖。但近來有很多人成功戒掉長年的吸菸習慣。

戒菸之初，容易會覺得吃什麼都好吃，食慾大增而變胖，但只要能拿出與戒煙同樣堅定的意志，相信好好控制飲食遠離肥胖並排難事。短期多注意，則恢復苗條身材的人是大有人在。

與其減少抽菸支數，不如一舉戒菸，就更不會走回頭路了。一定要丟掉菸灰缸、菸盒、打火機等的吸菸用品，另外也不要隨身攜帶零錢。

近來戒菸的醫療機構大增，會利用尼古丁口香糖或貼在胸前的尼古丁貼片等，一面緩和尼古丁的上癮症狀，一面進行心理輔導，幫助戒菸成功。

醫師信箱

如何成功戒菸呢？

Q **因為看到別人吸菸感覺很酷，所以自己也學會了吸菸。如今已上癮，非抽不可。請問，戒菸有何要訣呢？**

A 無論火車站、飛機場、電影院等，都漸漸實行「禁菸」。餐廳更不必說，如果想過個癮抽一根菸，一定要徵求周圍人們的允許，已經是一種禮貌。與其要這樣小心翼翼，不如外出時就不帶菸，從這裡開始做起如何呢？

很渴望抽一根菸時，就深呼吸喝個水，或立刻離開座位先忍耐五分鐘，做其它事轉移注意力，相信一定可以戒菸成功。

精神的健康

不累積壓力

迎接後半生，趁現在著手整理心境

更年期開始的人生，不只是妳自己個人的事，還包括家人、親戚和朋友等，問題叢生，對未來的不安也變得越多。

情緒不穩或壓力過大，對健康的影響自不在話下，更會影響每日生活的品質。

可是，現在又和年輕時不同，即使今後人生還有變化，但時間上的有限已很明確的顯現在眼前。所以要以自己的方式度過這一時期，就要做好心理準備。

和壓力共處

精神壓力的原因，會隨著一個人的人生經驗變豐富、活動範圍更廣泛以後，而變得越來越多。你的感覺是一大負擔呢？很無奈的照單全收呢？還是把危機看成是轉機呢？對應方式因人而異，也因環境而異。

無論如何，對於不斷襲擊而來，難以避免的壓力，我們應該技巧的馴服它、擊退它。沒有不能減輕的壓力，就看妳自己的想法而定。

與人交往也是一樣，你很難改變他人想法，但要改變自己並不是不可能。

人的年紀漸增，不僅體力變弱，精神和意志力也跟著減弱。培養有彈性的心，時時換位思考，能否減輕沉重的壓力，完全要看個人的心態。

醫師信箱

壓力和性格有何關係呢？

Q 看看周圍的人，有人性格上就不怕壓力，但有人卻十分畏懼壓力。性格真的有那麼大的差異嗎？

A 壓力的承受度的確會因個人的性格而異。如果認為性格是天生的，根本無法改變，那麼就無從說起了。

　要改變令人不快的壓力的領受方式，就是盡量避免有不快樂的感覺。

　一旦覺得被壓的喘不過氣來，就先暫停思考，把腦袋靜空，此外，若你覺得自己很怕壓力，不妨參考勇於面對壓力者的想法或行動，藉此來改造自己。

不怕壓力的類型、怕壓力的類型

☆不怕壓力的是……

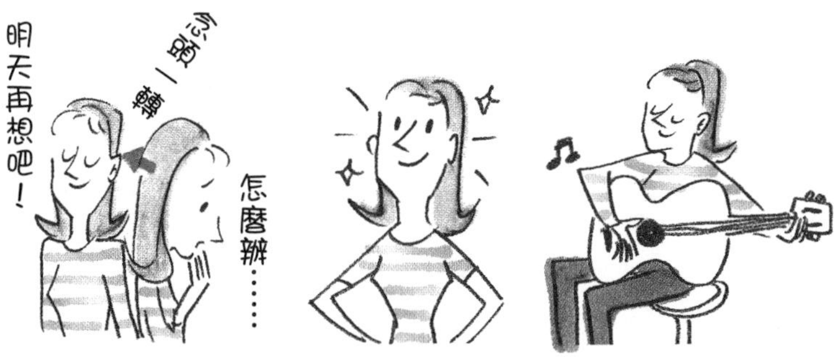

情緒轉換快　對事情總抱持積極態度　從事自己喜好的活動

☆怕壓力的是……

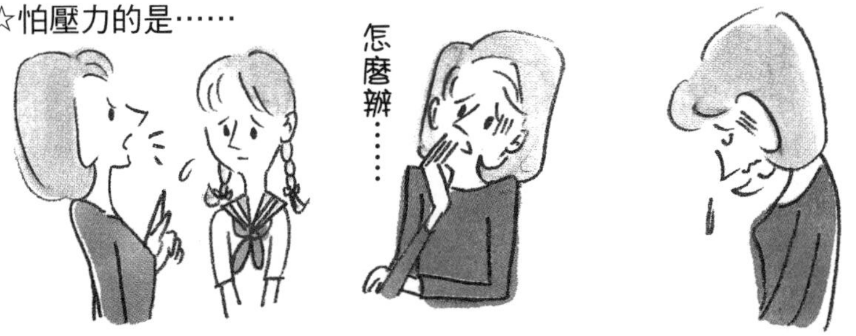

對自己或他人都很嚴厲　特別會杞人憂天　對過去的事耿耿於懷

壓力的對應法

穩定身心的方法

事實上，對應壓力的方法非常多。有對精神直接起作用的方法、引進呼吸法，或利用身體活動等方法。

芳香療法是放鬆法之一，在歐美自古以來就習慣使用。該法是使用從植物萃取的香精（精油），藉以穩定情緒，獲得熟眠；反之，也能提振精神。把精油作為沐浴劑或按摩，都是不錯的方法。皮膚敏感者，需要先和專家相談，先在腋下試一試，確定不會過敏後再使用。

音樂療法，也是很好的方式。聆聽小川溪流的潺潺流水聲等自然界聲音，或單純欣賞音樂，都能夠放鬆心情。

音樂可以依自己的喜好選擇，也可以找專門的抒壓組合CD。

坐禪是以腹式呼吸為基本，端正姿勢，達到無心境地的修行，據說體驗之後，即可穩定情緒。太極拳或瑜珈的動作和呼吸法，是調整自律神經，使身心兩面均有安定感。

放鬆和充實感有助於健康

多活動身體，除增進體力，也可增加對壓力的耐力，而且可以抒發情緒。

運動一詞，原本就有振作精神，從中享樂的涵義。

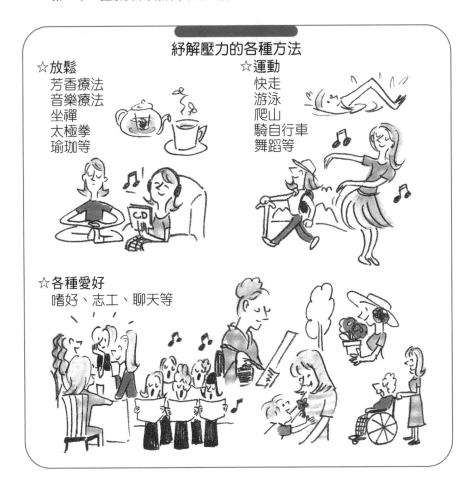

紓解壓力的各種方法

☆放鬆
芳香療法
音樂療法
坐禪
太極拳
瑜珈等

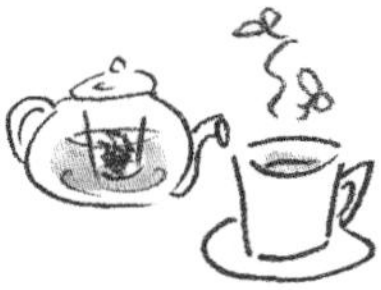

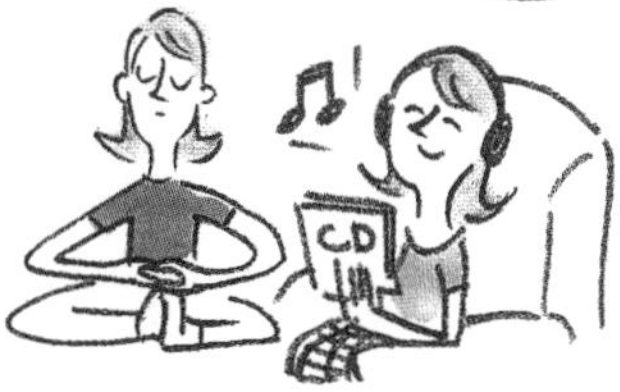

☆運動
快走
游泳
爬山
騎自行車
舞蹈等

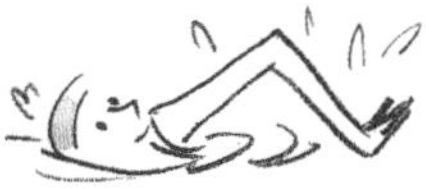

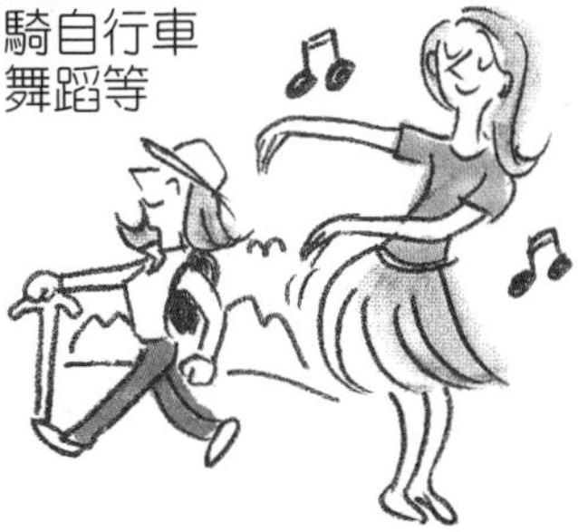

☆各種愛好
嗜好、志工、聊天等

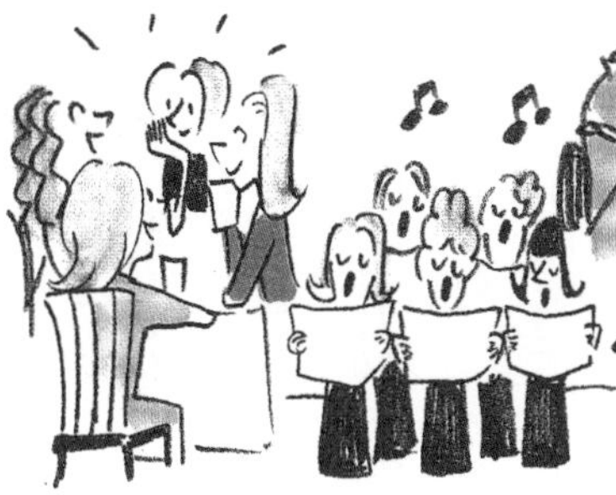

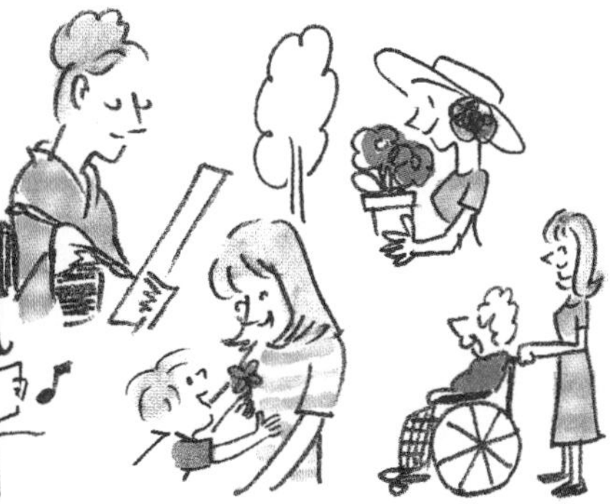

草裙舞、社交舞等各種舞蹈，能夠自我表現，同時贏得精神面的充實感。

志工活動，不僅可以幫助他人，還能應用自己的人生經驗，是磨練自己的難得機會。

至於嗜好，多嘗試活用大腦和身體的主動性活動，或者有某種表現的創造性活動，就能預防心身的老化，樂趣也越大。

沐浴

沐浴可使皮膚和精神健康

容易乾燥的皮膚，可考慮保濕的沐浴法

沐浴的效果，包括保持身體清潔，以及溫水給予身體休息、讓心情清新等。

所以要撥出充分的時間來沐浴，悠悠哉哉的享受。

從更年期開始，皮膚既敏感又容易乾燥。從這時期開始的搔癢感，與其說是感染，不如說是皮膚的水分和脂肪不足所引起。

若以大量的肥皂用力搓洗，難免會傷到皮膚和毛髮。所以一開始先沖一下，讓污垢浮出來。凡是油性的皮膚或毛髮，用少量的洗劑類即可充分洗淨污垢。

洗劑類務必使用低刺激性的，用手搓揉起泡，再以滾轉方式籠罩污垢即可。

使用尼龍刷或粗布摩擦，精神固然可以為之一振，但這樣的刷法會使肌膚粗糙化，甚至發黑。至於洗髮後的潤絲，刺激性很強，所以一定要沖洗乾淨。

沐浴後，趁皮膚還柔軟時，塗抹保濕乳劑以防止乾燥。

把具有保濕效果的沐浴劑泡在浴缸的熱水裡，有助於保濕全身每個角落。這在美國稱為沐浴療法，作為特異性皮膚炎患者的治療法之一，為了保持保濕效果，不可淋浴沖洗掉，只是有些沐浴劑不適合某些人的皮膚。所以，最初先以試用品或少量試用。萬一有發紅或刺痛，就要找

洗臉・沐浴的要訣

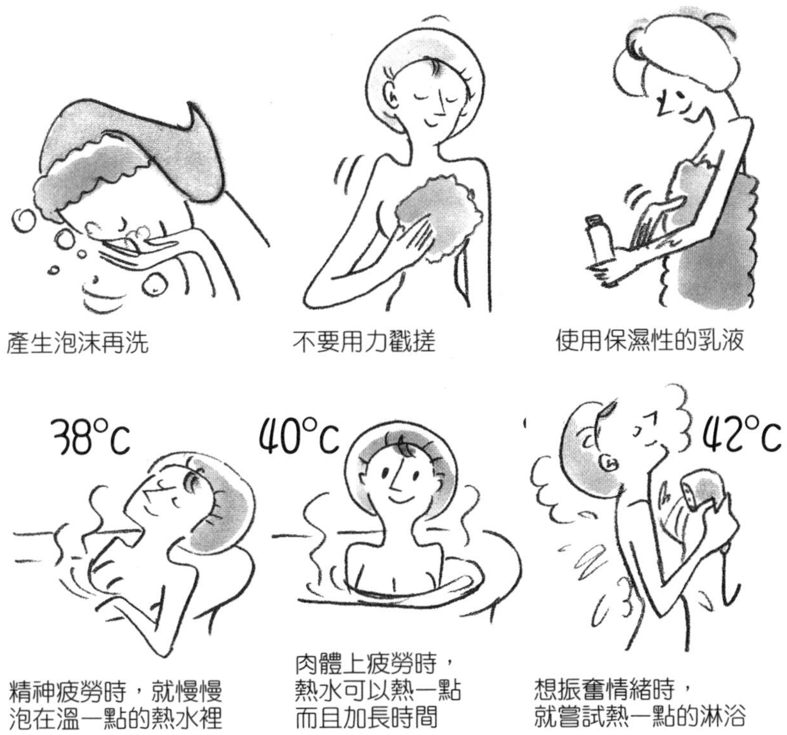

產生泡沫再洗
不要用力戳搓
使用保濕性的乳液

精神疲勞時，就慢慢泡在溫一點的熱水裡
肉體上疲勞時，熱水可以熱一點而且加長時間
想振奮情緒時，就嘗試熱一點的淋浴

皮膚科診察。

慢慢泡在暖一點的熱水裡，放鬆身心

精神疲勞時，慢慢泡在三八度的溫水裡，有助於穩定情緒。身體感到疲勞時，則以更高的四〇度的熱水來泡澡。

一般而言，大多數人都很喜愛泡熱一點的熱水，但若有血壓高的情況，應該泡溫水而且心臟要高於水面。一般來說，浴缸的熱水溫度若是超過四二度，就太熱了。

預防黑斑和皮膚癌

紫外線ＵＶＢ的影響造成黑斑或皮膚癌

紫外線有三種種類，其中會到達地表的，是波長中程度的ＵＶＢ和波長較長的ＵＶＡ。

在兩種紫外線中，有問題的是ＵＶＢ。人的皮膚，具有製造黑色素的黑色素細胞。皮膚遇到ＵＶＢ，就會吸收使膚色變深，防止ＵＶＢ更深入的傷害。

在ＵＶＢ之下，黑色素的防禦反應繼續發揮功能，就會長出黑斑、雀斑。進入四〇歲階段的後半時，手背等處的黑斑會更醒目，這就是長年在ＵＶＢ下的後果。

ＵＶＢ的傷害可分癌遺傳因子和癌抑制遺傳因子，和皮膚癌的發症有密切的關係。

紫外線中的ＵＶＡ波長較長，會深達皮膚內部的真皮，因此會引起皺紋或肌膚鬆弛。

預防日曬，要做紫外線防護

紫外線具有殺菌效果，更具有使體內的原維生素Ｄ活化的功能。維生素Ｄ在活化後，就有助於鈣的吸收和穩定。沐浴在森林中可使身體活化，精神好。

若想迴避紫外線之害，同時利用紫外線的效果，要避免日光直射，講究日曬的對策，另一方面做森林浴的程度為適當。

從五月開始，紫外線的照射量就會增加。若皮膚曝曬於日光下過久，黑色素的處理能力超過界限，就會引起皮膚發炎紅腫。這是日光引起的燙傷狀態，凡是

避免紫外線傷害的防曬法

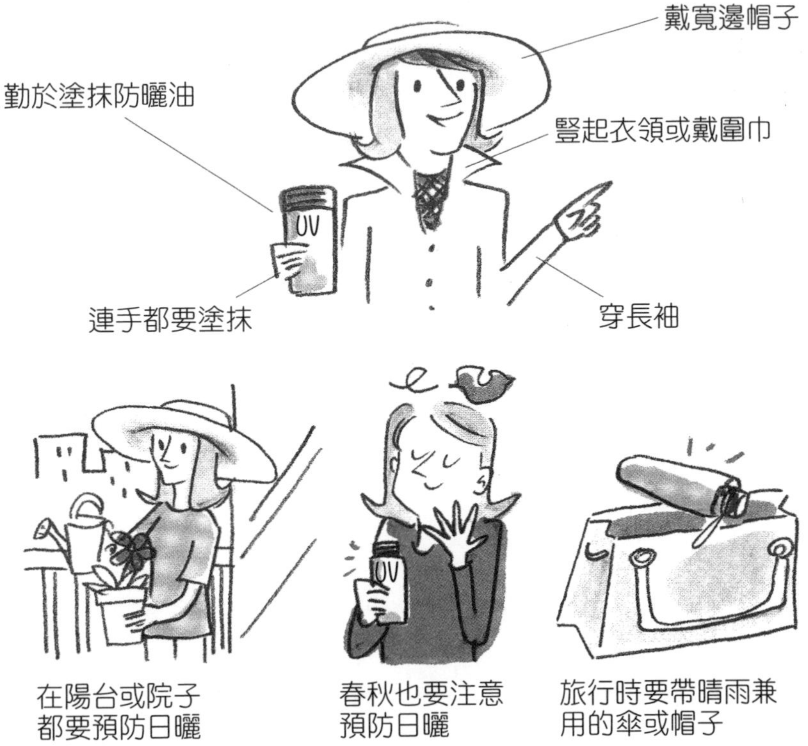
戴寬邊帽子
勤於塗抹防曬油
豎起衣領或戴圍巾
UV
連手都要塗抹
穿長袖
UV
在陽台或院子
都要預防日曬
春秋也要注意
預防日曬
旅行時要帶晴雨兼
用的傘或帽子

稍微照射日光皮膚就發紅的人，絕對要避免陽光直射。從事戶外活動時，一定要塗抹防曬油，或穿戴長袖防曬。

從事園藝工作或陽台菜園、曬衣服，必須避開十點至下午二點的直射日光。

在空氣澄清處、地面發白處的紫外線量特別多，務必注意。可多利用絲巾或帽子。

更年期的性生活

性交痛可以用藥物紓解

更年期以後，和另一半的關係比以前更重要。因為性的問題很難找他人討論，甚至很難對另一半啟口。

有人是為了沒有性生活的問題而傷腦筋，也有人是為了不是出自於願的性而煩惱。

自己一人很難解決的問題，不妨接受心理諮詢。

女性避開性交的原因，有時是因心理問題，有時則是雖有性的需求，但隨著年齡增長所引起的萎縮性陰道炎，卻又逃避性交。

這種情況通常是採取荷爾蒙補充療法、中藥或潤滑劑等的對應法。

一般而言，適度的性交，可延緩陰道萎縮，有利於預防身心老化。

連同肉體關係，心靈契合更為重要

除了女性，男性同樣問題叢叢，所以一定要能體貼對方的身心變化。

男性在年齡增長之下，陰莖的勃起或射精都較費時。同時，快感的感覺無法和年輕時一樣。若要使用威而鋼等藥物，要注意副作用。

性行為有很多模式。與其眷戀過去，不如培養適合年齡增長的新關係。簡單的一二句話，或撫摸一下身體的動作，即可維持良好的互動關係。

醫師信箱

男性有更年期嗎？

Q　有時感覺和另一半的關係不是很理想。難道男性和女性一樣也有更年期嗎？

A　男性荷爾蒙不像女性一樣會急遽減少。甚至有到了七〇歲，分泌一樣不見降低的例子。

但是，男性也有因年齡增長所產生的身體變化，所以定期的健康檢查很重要。

在此時期特別重要的是，對應壓力和過度勞累的對策。尤其從中年開始的憂鬱症，也有自殺的危險性。所以，要趁早發現並加以治療。

更年期的夫妻生活

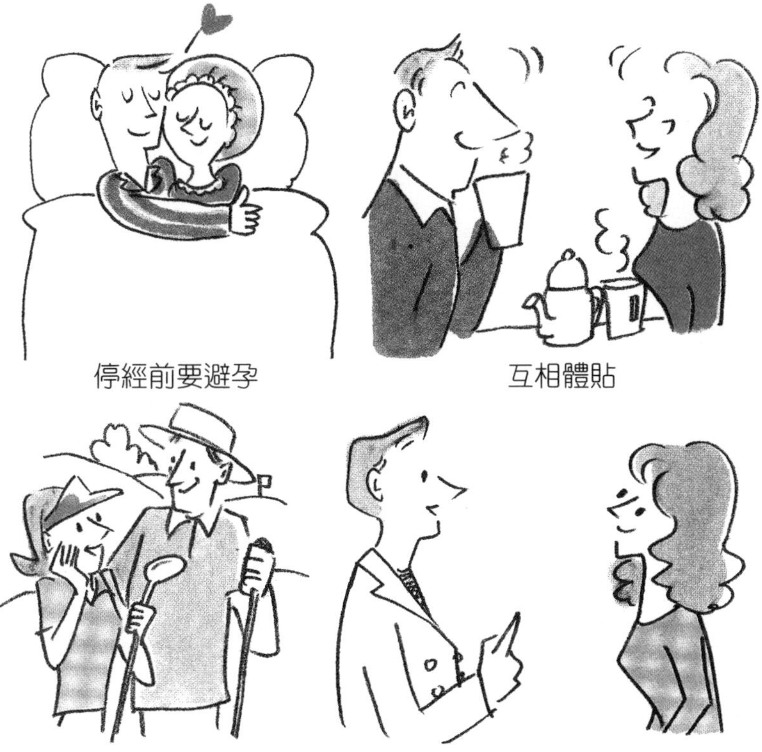

停經前要避孕

互相體貼

雙方心態契合

性交可使用軟膠或藥

國家圖書館出版品預行編目資料

圖解更年期小百科：顧好更年期，等於顧好你的後半生 / 中村理英子作；沈永嘉譯. -- 初版. -- 新北市：世茂, 2014.08
面； 公分. --（生活保健室；C73）

ISBN 978-986-5779-43-6（平裝）

1. 更年期 2. 婦女健康

417.1 103012052

生活保健室 C73

圖解更年期小百科：顧好更年期，等於顧好你的後半生

作　　者／中村理英子
譯　　者／沈永嘉
審　　定／譚健民
主　　編／陳文君
責任編輯／李芸
出 版 者／世茂出版有限公司
負 責 人／簡泰雄
地　　址／（231）新北市新店區民生路 19 號 5 樓
電　　話／（02）2218-3277
傳　　真／（02）2218-3239（訂書專線）
（02）2218-7539
劃撥帳號／ 19911841
戶　　名／世茂出版有限公司　單次郵購總金額未滿 500 元（含），請加 50 元掛號費
世茂網站／ www.coolbooks.com.tw
排版製版／辰皓國際出版製作有限公司
印　　刷／長紅印刷事業有限公司
初版一刷／ 2014 年 8 月

I S B N ／ 978-986-5779-43-6
定　　價／ 240 元

黏貼處

請沿虛線剪下裝訂寄回，謝謝！

電話：(02) 22183277
傳真：(02) 22187539

世茂好書・豐富心靈

世潮精典・智慧同行

231新北市新店區民生路19號5樓

世茂
世潮 出版有限公司 收
智富

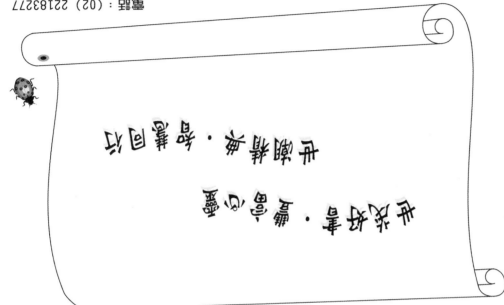

黏貼處

請沿虛線剪下裝訂寄回，謝謝！

讀者回函卡

感謝您購買本書，為了提供您更好的服務，歡迎填妥以下資料並寄回，我們將定期寄給您最新書訊、優惠通知及活動消息。當然您也可以E-mail：Service@coolbooks.com.tw，提供我們寶貴的建議。

您的資料（請以正楷填寫清楚）

購買書名：________________

姓名：________________ 生日：______年____月____日

性別：□男 □女 E-mail：________________

住址：□□□______縣市__________鄉鎮市區__________路街
______段______巷______弄______號______樓

聯絡電話：________________

職業：□傳播 □資訊 □商 □工 □軍公教 □學生 □其他：______

學歷：□碩士以上 □大學 □專科 □高中 □國中以下

購買地點：□書店 □網路書店 □便利商店 □量販店 □其他：______

購買此書原因：___ ___ ___ ___ ___ ___（請按優先順序填寫）
1封面設計 2價格 3內容 4親友介紹 5廣告宣傳 6其他：______

本書評價：
____ 封面設計 1非常滿意 2滿意 3普通 4應改進
____ 內容 1非常滿意 2滿意 3普通 4應改進
____ 編輯 1非常滿意 2滿意 3普通 4應改進
____ 校對 1非常滿意 2滿意 3普通 4應改進
____ 定價 1非常滿意 2滿意 3普通 4應改進

給我們的建議：